医学

统计学

从 入 门 到 精 通

武 松　陈道俊 ◎著

北京大学出版社
PEKING UNIVERSITY PRESS

内 容 提 要

本书从医学统计学最基础的概念讲起，由浅入深讲解医学统计学理论，并辅以配套视频，带领读者进行案例实操。让读者轻松打破统计学难学和难用的"魔咒"，从而轻轻松松进行临床科研数据的处理。

全书共分为17章，涵盖医学统计学思想与原理、初级统计（统计描述：医学统计基础和统计思想、医学统计设计、医学统计常用描述指标、统计图表）、中级统计（差异分析：参数估计与假设检验、t检验、方差分析、卡方检验、非参数检验）、高级统计（关系分析：相关性分析、线性回归分析、Logistic回归分析、生存分析），以及4章专题内容，涉及医学诊断试验、医学研究常用样本量估算、变量筛选与建模策略和医学统计方法选择。书中采用SPSS、GraphPad Prism、PASS三款软件进行案例实战与视频讲解，让读者体验真正的实操案例教学。

本书最大的特色就是内容通俗易懂，实用性强，作者全程录制视频讲学。适用人群为生物医药领域研究生、生物医药领域临床科研工作者、临床医生、科研院所研究人员、临床护士、医药卫生管理人员、医药类高校教师，以及其他对临床科研感兴趣的人员。另外，本书也适合作为相关培训机构的教材使用。

图书在版编目(CIP)数据

医学统计学从入门到精通 / 武松，陈道俊著.

北京：北京大学出版社，2024.8. -- ISBN 978-7-301-35206-9

Ⅰ. R195.1

中国国家版本馆CIP数据核字第2024N3L474号

书　　　名	医学统计学从入门到精通
	YIXUE TONGJIXUE CONG RUMEN DAO JINGTONG
著作责任者	武　松　陈道俊　著
责 任 编 辑	王继伟　姜宝雪
标 准 书 号	ISBN 978-7-301-35206-9
出 版 发 行	北京大学出版社
地　　　址	北京市海淀区成府路205号　100871
网　　　址	http://www.pup.cn　　新浪微博：@北京大学出版社
电 子 邮 箱	编辑部 pup7@pup.cn　总编室 zpup@pup.cn
电　　　话	邮购部 010-62752015　发行部 010-62750672　编辑部 010-62570390
印 刷 者	三河市北燕印装有限公司
经 销 者	新华书店
	787毫米×1092毫米　16开本　11.5印张　277千字
	2024年8月第1版　2024年8月第1次印刷
印　　　数	1-4000册
定　　　价	69.00元

前　言

统计学在医学领域的应用日益广泛，它为我们理解和解释医学数据提供了有力的工具和方法。医学统计学的目标是通过收集、整理和分析数据，揭示医学现象背后的规律和关联，为医学决策和实践提供科学依据。

本书旨在帮助医学学生和从业者搭建一个通往统计学世界的桥梁，让读者掌握基本的统计学概念、方法和技巧，并将其应用于医学研究和临床实践中。无论你是医学生、研究人员还是临床医生，都将从本书中获得对医学统计学的全面理解，从而提升自己的实践能力。

在学习本书时，笔者鼓励读者积极参与实践和练习，对真实的医学数据进行分析和解读。这可以帮助读者将统计学理论与实际问题相结合，培养数据分析和解读的能力。

最后，笔者希望本书能够激发读者对医学统计学的兴趣，并为读者在医学研究和实践中提供坚实的统计学基础。祝读者在学习医学统计学的过程中取得丰硕的成果，为医学的进步和患者的健康贡献自己的力量！

一、笔者的教学体会

笔者在高校教授医学统计学已有23年，并在社会上参与了10余年的统计学授课培训。在这漫长的岁月里，我深切地感受到，统计学是一门"难教""难学""难应用"的课程。若教师没有深厚的功底，自己都可能陷入困惑，更难以将统计学的精髓传授给学生。当学生踏入临床、科研等岗位，面对真实的科研数据时，如果没有扎实的统计学基础，他们很可能会感到迷茫，不知道如何选择合适的分析方法，也无法确保所得结果的科学性和可靠性。

因此，一本能够帮助初学者顺利入门的书籍对医学统计学的学习至关重要。初学者跨过这道门槛，他们对统计学的理解将达到新的高度，后续的学习会变得得心应手。

二、本书的特色

1. 强调统计思想

统计学之所以难以掌握，很大程度上是因为它拥有独特的统计思想。本书注重培养读者的统计思维，帮助读者构建完整的统计思维体系，从而更好地理解和应用医学统计学。

2. 深入浅出

虽然统计学看似复杂，但"大道至简"，许多原理都是相通的。本书以简洁明了的语言，深入浅出地阐述统计思想与方法，让读者能够迅速掌握统计学的核心要义。

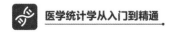

3. 口诀式记忆

为了帮助读者更好地记忆和理解统计方法，本书将统计方法的思想以口诀的形式呈现，如"一分为二，灭其一"代表假设检验思想，"拆－转－比"代表方差分析思想等。同时，本书将统计学知识分为"初级统计说一说"、"中级统计比一比"和"高级统计找关系"三个层次，方便读者理解和构建完整的统计学知识体系。

4. 理论与实践相结合

本书不仅注重理论知识的传授，更强调实践应用。所有案例均配有视频教程，教授读者如何使用SPSS、GraphPad Prism和PASS等软件进行实战操作。这将帮助读者更好地将所学应用于实际工作中。

温馨提示
■■■➡️

本书提供的附赠资源，读者可以通过扫描封底二维码，关注"博雅读书社"微信公众号，输入本书77页的资源下载码，根据提示获取。

目　录

第1章　医学统计基础 ·················· **1**

1.1　医学统计核心概念··················2
   1.1.1　总体与样本··················2
   1.1.2　参数与统计量················2
   1.1.3　概率与频率··················3
   1.1.4　误差······················4
   1.1.5　同质与变异··················5
   1.1.6　随机化原则··················6
   1.1.7　因素与水平··················7
   1.1.8　变量与资料··················7
1.2　医学统计学工作步骤···············8
   1.2.1　设计······················8
   1.2.2　搜集·····················10
   1.2.3　整理·····················10
   1.2.4　分析·····················10
   1.2.5　统计表达与统计报告·········11

第2章　医学统计思想与统计设计 ········· **12**

2.1　统计思想·····················13
   2.1.1　抽样的思想·················13
   2.1.2　总体推断思想···············13
   2.1.3　反证法思想·················13
   2.1.4　小概率思想·················14
   2.1.5　误差控制思想···············14
2.2　统计设计·····················14
   2.2.1　成组设计··················15
   2.2.2　配比设计··················15
   2.2.3　析因设计··················16
   2.2.4　重复测量设计···············17
   2.2.5　其他设计··················18

第3章　医学统计常用描述指标 ············ **19**

3.1　数值变量·····················20
   3.1.1　集中趋势··················20
   3.1.2　离散趋势··················21
3.2　等级变量·····················24
3.3　分类变量·····················24
3.4　正态分布与标准正态分布·········25
   3.4.1　正态分布曲线规律···········26
   3.4.2　标准正态分布···············28

第4章　参数估计与假设检验 ············· **31**

4.1　参数估计·····················32
4.2　假设检验·····················32

第5章　t检验 ························ **36**

5.1　t分布·······················37
5.2　t分布的设计类型···············38
5.3　单样本t检验··················39
5.4　两独立样本t检验··············41
5.5　配对样本t检验················44

第6章　方差分析 ···················· **47**

6.1　方差分析基本思想···············48
6.2　单因素设计方差分析·············51
6.3　随机区组设计方差分析···········54
6.4　析因设计方差分析···············60

第7章　卡方检验 ···················· **64**

7.1　卡方检验思想··················65
7.2　成组四格表卡方················67

7.3　成组 R×C 表卡方 ·············69

7.4　配对卡方 ···················71

第8章　非参数检验 ··············**73**

8.1　非参数检验基本思想 ···········74

8.2　两个独立样本非参数检验 ········76

8.3　K 个独立样本非参数检验 ········77

8.4　两个相关样本非参数检验 ········79

8.5　K 个相关样本非参数检验 ········81

8.6　非参数检验总结 ··············83

第9章　相关性分析 ··············**84**

9.1　Pearson 相关 ···············85

9.2　Spearman 相关 ··············88

9.3　偏相关分析 ·················89

9.4　相关分析总结 ···············91

第10章　线性回归分析 ···········**93**

10.1　简单线性回归 ··············94

10.2　多重线性回归 ··············98

第11章　Logistic 回归 ··········**104**

11.1　二项 Logistic 回归 ·········105

11.2　其他 Logistic 回归 ·········111

第12章　生存分析 ············**112**

12.1　生存分析基础概念 ·········113

12.1.1　基础概念 ············113

12.1.2　生存分析方法 ·········114

12.2　生存分析实战 ············114

12.2.1　寿命表法 ············114

12.2.2　Kaplan-Meier 法 ······117

12.2.3　Cox 回归 ············119

第13章　医学诊断试验与 ROC 曲线 ·····**121**

13.1　诊断试验与 ROC 概述 ·······122

13.2　连续性计量资料 ROC ········126

13.2.1　问题1的 ROC 实战 ······126

13.2.2　问题2的 ROC 实战 ······128

13.3　大小优指标 ROC 曲线 ·······129

13.4　等级指标 ROC 曲线 ········131

第14章　医学统计图表 ··········**134**

14.1　统计表 ················135

14.1.1　统计表的基本结构 ·······135

14.1.2　统计表制作的一般原则 ····136

14.1.3　统计表分类 ···········136

14.1.4　常见数据分析的统计表表达 ·····137

14.2　统计图 ················142

14.2.1　统计图的基本结构 ·······142

14.2.2　统计图制作的一般原则 ····143

14.2.3　常用统计图的适用范围与绘制
方法 ·················143

第15章　医学研究常用样本量估算 ·····**149**

15.1　样本量影响因素 ··········150

15.2　单样本 t 检验样本量估算 ·····150

15.3　配对样本 t 检验样本量估算 ····152

15.4　两独立样本 t 检验样本量估算 ···153

15.5　单因素设计方差分析样本量估算 ···154

15.6　两个总体率比较卡方检验样本量估算 ·····156

15.7　多个总体率或构成比比较卡方检验样本量
估算 ·················157

第16章　变量筛选与建模策略 ·······**159**

16.1　单变量进入模型的形式 ·······160

16.2　模型构建策略探讨 ·········163

16.3　构建模型的三种目的 ········165

第17章　医学统计方法选择 ·······**167**

17.1　方法看变量 ············168

17.2　类型看设计 ············168

17.3　目的定乾坤 ············176

第1章

医学统计基础

统计学既是研究数据收集、整理与分析的一门科学，也是处理复杂科学问题的一门艺术。医学统计学是将数理统计原理应用于医疗卫生事业的一门科学。概念是思维的基本单位，是思维的出发点和终点。统计概念是统计的基石，一些统计核心概念的掌握将会促进初学者对统计思维的理解与学习。本章重点讲解一些核心的医学统计学的概念，为医学统计学入门打下基础，其他概念在涉及相关章节内容时再讲解。

1.1 医学统计核心概念

1.1.1 总体与样本

➲ 1. 总体

总体（population）是指根据研究目的所确定的观察单位某项特征的集合。比如我们想研究某大学所有在校学生的平均体重，根据此目的，我们研究的总体就是该大学所有在校学生的体重数据的集合。但是需要注意，总体分为有限总体和无限总体，上面的例子就是有限总体，毕竟该大学的学生数量是有限的，然而科研过程中大多数情况下面临的是无限总体，如茫茫宇宙中星体的平均质量；空气中某种物质的浓度等，我们是无法取得其总体进行研究的，那我们面对无限总体时该怎么办呢？

古人云："君子生非异也，善假于物也。"意思是聪明的人并不是本质上就与一般人不一样，只不过善于利用某种工具罢了。因此，我们为了研究无限总体，发明了抽样的方法，就像我们想知道一锅老母鸡汤的咸淡，并不需要喝完所有的汤，只需要充分摇匀，尝其一勺就可以了，这种思想就叫"抽样"。

➲ 2. 样本

样本（sample）就是从总体中抽出的部分观察单位某项特征的集合，但是在抽样过程中应当遵守随机化的原则（random principle）。我们通常通过研究样本来推断研究总体的属性与特征，去探索事物背后的规律和本质。

生活中处处存在抽样的思想，如"一叶知秋""豹窥一斑""尝鼎一脔""以小见大"，"3·15质量抽检报告"等。

抽样除了要求有代表性，还要达到一定的样本量，因为只有足够的样本，得到的统计量才会稳定，才能代表真正的总体。

1.1.2 参数与统计量

➲ 1. 参数

参数（parameter）是指用于描述总体特征的指标，如总体均数（μ），总体标准差（σ）、总体率（π）、总体相关系数（ρ）等。参数一般用希腊字母表示。

➲ 2. 统计量

统计量（statistic）是指用于描述样本特征的指标，如样本均数（$\bar{x}$），样本标准差（s）、样本率（p）、样本相关系数（r）等。统计量一般用英文字母表示。

一般而言，我们进行科学研究直接获取的仅是样本的统计量，而我们的研究目的却是获知总体的属性特征，即总体参数。统计学存在的核心价值就在于，可以通过描述样本的统计量去推断描述总体的参数，这就是通过偶然去发现必然、通过一般去发现普遍，以小见大的过程。参数与统计量的关系如图1.1所示。

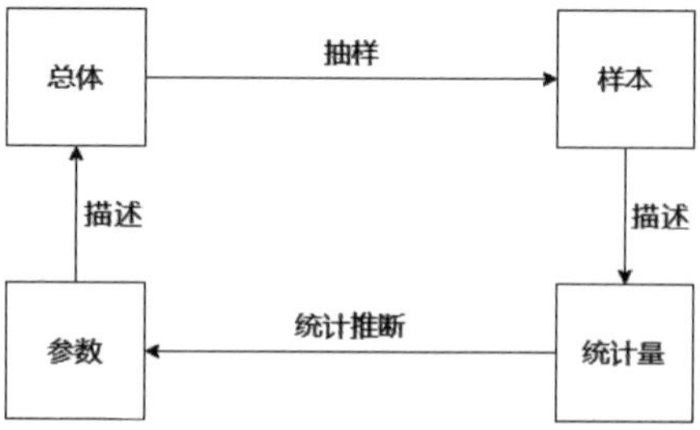

图 1.1　参数与统计量的关系

正所谓"生活不止眼前的苟且，还有诗和远方的田野"，虽然统计着眼于样本和统计量，但是"心中"永远期待的是总体和参数。对于某一指标的参数与统计量，其本质一样，只不过一个来自总体，一个来自样本。

1.1.3 概率与频率

⊃ 1. 概率

概率（probability，P）是用于反映某一随机事件发生的可能性大小的一种量度。一般用大写的斜体P表示。例如，我们可以用学生的考试成绩，反映该门课程掌握的情况，而概率就像成绩，是一个度量尺度，用于反映某事件发生可能性的大小。

我们根据随机事件发生概率的大小，把事件分为三类：$P = 1$为必然事件，发生率为100%；$P = 0$为不可能事件，发生率为0；$0 < P < 1$为偶然事件。某事件在未进行之前，该事件既可能发生，也可能不发生。其中，发生概率$P \leq 0.05$或$P \leq 0.01$的事件为小概率事件，其实际应用意义是在一次试验、抽样或研究过程中，该事件不可能发生。

小概率事件非常重要，它是统计推断的基础。举个例子，统计起源于赌博游戏，我们虚构一个游戏，假设在一个不透明的箱子中有100个乒乓球，其中5个是黄色的，95个是白色的，现在，在一个有100名学生的班级中，每人支付1元，然后随机抽取一个球。如果抽中黄球给10元，抽不中则"谢谢参与"，请问你抽呢，还是不抽呢？

基于统计的判断，你是不该抽的，为什么呢？因为黄球所占的比例为0.05，是小概率事件，而小概率事件的应用意义是在一次抽样过程中发生的概率近似为0。因此，你基本不可能抽中。

然而小概率事件在一次抽样过程中发生概率近似0，但在群体事件中仍然可以发生。在这个例子中，发生的概率为5%，班上100名同学，理论上有5名同学可以抽到。算一下，每人1元，总共可以收100元，减去5名抽中黄球的奖金50元，是不是还稳赚50元呢？

那为什么小概率事件的界值定在0.05呢？其实这是我们人类的一种常识，有人说我也是人类，怎么就没这个常识呢，其实你也有，只不过没有发现而已。下面我们一起做个试验，然后请你回答几个问题，问题如下。

（1）你能够把一枚硬币向上抛起后，落地正面朝上吗？

（2）你能够连续抛起2次，连续正面朝上吗？

（3）你能够连续抛起3次，连续正面朝上吗？

（4）你能够连续抛起4次，连续正面朝上吗？

（5）你能够连续抛起5次，连续正面朝上吗？

在200多年前，英国的一个会场进行了类似的试验，发现会场中连续4次说能够的人寥寥无几，问到是否能够连续5次正面朝上时，几乎没人说能够。

我们用统计学理论分析一下刚才的试验，连续1次正面朝上的概率为0.5；2次正面朝上的概率为0.25；3次正面朝上的概率为0.125；4次正面朝上的概率为0.0625；5次正面朝上的概率为0.03125。因此，近似取连续4次和5次正面朝上的中间值，即为0.05，也可以理解为二十分之一。

既然有了0.05的标准，那为什么还要0.01呢？这就相当于，我们普通老百姓吃的食品肯定要满足食品卫生要求，但是宇航员吃的食品，不仅要满足食品卫生要求，还要考虑更多的营养与安全因素。当我们采用$P \leq 0.01$的标准时，统计推断错误的概率将会比$P \leq 0.05$时更低，结果也更加准确。

⊃ **2. 频率**

频率（frequency，f）是指我们进行了N次试验，其中一个事件出现的次数m与总的试验次数N的比值。

统计是基于概率进行的，我们如何能够得到某一事件发生的概率呢？比如谁能够计算出一根半截粉笔从讲台上垂直落下摔断的概率P是多少呢？科学发展至今也没有办法通过公式去计算该值。那我们怎么做到呢？

"有些事情越想越烦，做起来却极其简单"，我们只需要拿两盒同样的粉笔进行重复摔试验就可以了。如果总共有100根粉笔，断了98根，那断的频率就是$f = 98/100 = 0.98$。而统计学证实，当某事件发生次数较多时，频率就会收敛于概率，即$f \approx P$。因此，在现实研究中，我们就是通过频率去估计概率的。概率与频率类似于量子纠缠，当我们知道某事件的频率之后，就可以用频率去估计概率。

可以这样理解：频率是针对过去的，概率是针对未来的。频率是针对已经发生的样本的，概率是针对尚不知晓的总体的；频率就像样本统计量，概率更像总体参数，我们就是用频率去估计概率的。

1.1.4 误差

误差（error）就是观察值与真值之差，即我们通过一次试验得到的结果与事件真实结果之间的差值，也可以理解为想获得的值与实际检测到的值之间的差别。误差根据其产生的原因，可以分为以下四种。

⊃ **1. 系统误差**

系统误差（systematic error）是指由试剂未校正或仪器未校准等因素造成的研究结果倾向性的增大或减小。例如，我们路过药房，门口放着一个体重秤，请问我们在称自己的体重之前，要注意的第一件事情是什么呢？有人说先把手上的包放掉；有人说把鞋子脱掉；还有人说看看是不是要收费。但从统计学系统误差的角度分析，我们应该看看体重秤的指针是不是对准零点，如果体重秤本身就有5千克底重，那我们所有人去称，都会重5千克，即发生倾向性的增大。

系统误差的特点：倾向性的增大或减小，"要么不错，要么全错"。但系统误差不可怕，它是可以避免的，如果我们事先进行校准或调零，那么系统误差就可以避免。

⊃ **2. 随机误差**

随机误差（random error）是由各种偶然因素造成的观察值与真值之差。例如，某班级所有同学用同一把尺子测量A同学的身高，结果可以发现，测出的A同学的身高值是不一样的，有高有低。

随机误差的特点：不可以避免，但可以减少。统计学有一个定律叫作"测不准定律"，好像不管你怎么测，就是测不准。那对于重要的指标我们怎么办呢？正如网上流行的一句话"重要的事情说三遍"，对于重要的指标，我们就多测几遍！

⊃ 3. 抽样误差

抽样误差（sampling error）是由抽样造成的样本统计量与总体参数之间的差异，或是多次抽样的样本统计量之间的差异。有人会说，前面说样本的时候，还说那一勺老母鸡汤的咸淡应该和锅里汤的咸淡是完全一样的啊！

是的，前面的例子是让你明白抽样的思想，而我们科学研究和喝老母鸡汤是不一样的，因为汤里的氯化钠是均匀分布的，而我们医学科学研究的目标事件绝大多数是不均匀分布的。例如，某个班级有120名同学，整体近视眼患病率为50%，如果我们按照随机化原则随机抽取50名同学进行调查，这50名同学的近视眼患病率理论上不会等于50%，因为近视同学在班级中的分布是不均匀的。

因此抽样误差的特点是不可以避免，但可以减少。我们可以通过增大样本量减少抽样误差。可以看图1.2来帮助理解，图中右侧目标事件的分布相对较均匀，而左侧目标事件则呈现明显的聚集性。

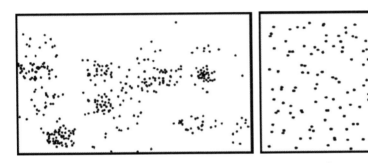

图1.2　不均匀分布与均匀分布

⊃ 4. 过失误差

过失误差（gross error）是指由于观察过程中的不仔细造成的错误判断或记录。过失误差可以通过仔细核对来避免。

统计学的存在主要是解决哪种误差呢？我们通过统计设计来减少系统误差；通过统计学检验去排除抽样误差的影响；随机误差不可避免，但可以通过培训来降低其影响；过失误差可以通过质量控制来消除其影响。

在上面的四种误差中，统计学的假设检验主要是为了控制抽样误差对研究结果的影响，毕竟我们所研究的样本都是从总体中抽样得来的，而抽样必然会发生抽样误差。因此，对抽样样本得到的结果，需要统计检验以排除抽样误差的干扰。

1.1.5　同质与变异

⊃ 1. 同质

同质（homogeneity）是指观察单位所受的影响因素相同。我们医学科研的观察单位所受的影响因素只可能相对的相同，不可能绝对的相同，因此，同质是相对的。我们科研所确定的总体或样本，在某些因素上必须是同质的，才能将其作为一个群体进行研究。

2. 变异

变异（variation）是指观察单位在同质基础上的个体差异。很多哲言或谚语都说明了变异的存在，如"天底下没有两片完全一样的树叶""一个人不可能两次踏入同一条河流""刚才说话的我已经不是现在说话的我了"。天下唯一不变的就是变化。因此，变异才是绝对的。

同质和变异这一对概念对研究统计具有重要的意义：没有同质，就没有我们研究的总体或样本。因为如果不同质，我们是不可能把它们放在一起进行研究的。如果没有变异，就没有统计学产生的必要，因为没有变异，我们拿 1 种药物治疗某种病的 1 个病人有效的话，该药对所有患该病的病人应该都有效，而那是不可能的，因为人与人之间的变异性是绝对存在的，对你有效，对我未必有效，所谓"吾之蜜糖，彼之砒霜"。统计学就是在群体的水平上去发现有变异的事物背后的本质与规律。

1.1.6 随机化原则

随机化原则（random principle）是指我们在选择受试对象、对受试对象分组及对受试对象施加不同的干预措施时，受试对象被抽到的概率、被随机分到各组的概率及接受不同干预措施的概率是相等的。统计学中随机化具体包括随机化抽样、随机化分组和随机化顺序。三种随机化模式如图 1.3 所示。

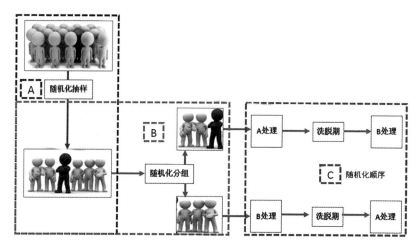

图 1.3　三种随机化模式图

1. 随机化抽样

随机化抽样是指我们从研究总体中抽取研究样本时，总体中的任何一个个体被抽到作为样本进行研究的概率相等。常用方法包括单纯随机抽样、系统抽样、分层抽样、整群抽样和多级抽样等，该部分内容属于流行病学的内容，此处不再详细讲解。

2. 随机化分组

随机化分组是指我们获取研究样本后，样本中的每个受试对象具有同等的机会被分配到各个研究组中。常用方法包括随机数字表法、计算机随机分组法。

3. 随机化顺序

随机化顺序是指当我们进行交叉试验时，随机化分组后的研究组接受不同干预措施的顺序是随机的。

随机化是有方法的，必须按照规定的章法进行随机，如此得到的结论才可靠。然而，今天很多人在科研过程中的随机，并不是真正的随机，而是统计学的禁忌"随便"和"随意"，毫无章法可循。

1.1.7　因素与水平

1. 因素

因素（factor）是可能对因变量（结局变量）有影响的变量，而统计分析的目的就是比较该因素不同水平对因变量的影响是否相同。例如，性别可能对性格有影响，性别此时就是因素；而性格可能对某种疾病有影响，此时性格就是因素了。某个变量到底是不是研究因素，是由研究目的确定的。

2. 水平

水平（level）是指因素的不同取值，例如，性别这个因素有男、女两个水平；血型有 A、B、O 和 AB 型四个水平。水平往往是统计学分组的依据。

1.1.8　变量与资料

变量为观察单位的某项特征，如人的身高、体重、性别、年龄、血型、营养程度等。这些变量是我们研究的指标。根据变量特征的属性，变量可以分为数值变量、等级变量和分类变量。变量及其取值构成了研究的资料或数据。

1. 数值变量

数值变量（numerical variable）是通过定量的方法检测出来的指标，通常以阿拉伯数字呈现，具有单位，并可以进行定量的比较。比如身高（cm）、体重（kg）、血压（mmHg）、脉搏（次/分）、工资、年龄等。数值变量支持加减法（+/−）运算，我们也可以联想，数值变量是否可以用均数±标准差来表示，从而帮助我们记忆。很多书中又称数值变量为计量变量、连续性变量、定量变量等。

2. 等级变量

等级变量（ordinal variable）既具备分类变量的性质，又具有半定量比较的性质，如病情（轻/中/重）、职称（初级/中级/高级）、学历（小学/初中/高中/本科）、福利待遇（好/中/差）。这类资料各水平之间互不相容，但又有级别上的轻重关系。等级变量之间的关系可以用大于号和小于号（>/<）来表示。

3. 分类变量

分类变量（categorical variable）反映的是互不相容的属性和类别，是一种"我中无你，你中无我"的关系。分类变量常通过计数的方式获得，如血型（A/B/O/AB）、性别（男/女）、生肖属相等。分类变量之间可以用不等号（≠）进行区分。

分类变量的各水平之间是互不相容的，相互排斥的。比如性别是男，就不可能再是女；血型是 A 型，就不可能是其他类型。其选项就是对受试对象进行分类，具有互斥性。

分类变量可以进一步分为二分类和多分类。二分类就是水平数为两个级别的分类变量，如性别（男/女）；多分类是水平数大于两个级别的分类变量，如血型（A/B/O/AB）。

为什么分类变量要区分二分类和多分类呢？这是由统计特征决定的，二分类和多分类在统计分析方法上就有差异，这就是所谓的"2K效应"。具体可见后面的统计方法选择章节。

⊃ 4. 变量转换

同一受试对象身上可以检测出上述三种变量，三种变量反映受试对象信息的能力顺序依次为数值变量、等级变量和分类变量。为了方便大家记忆，我们把三种变量依次称为"老大""老二"和"老三"。

变量之间可以进行转换，但只能从高级别变量向低级别变量转换。意思是数值变量可以转换为等级变量和分类变量，等级变量可以转换为分类变量，数值变量也可以直接转换为分类变量，但不可以逆转。

例如，某医院的院长是"老大"、科室主任是"老二"、科里的医生是"老三"。如果这位院长不想做院长了，他可以做科室主任，也可以做普通医生，但是普通医生不是想当主任、院长就能当的。

从专业角度举个例子，假设某人收缩压为180mmHg（数值变量），可以转换为等级变量（高血压/正常/低血压），也可以转换为分类变量（正常/异常）。但是如果只告诉你，某人的血压不正常，你是无法知道他的血压是偏高还是偏低，以及具体的血压数值。这点也给我们一个启示：科研过程中尽量去获取数值变量资料（如果该变量具有数值变量形式的话），因为其信息多，而且可以转换。在后续分析过程中，可以根据研究目的，选择以不同的形式进行分析。这也是统计学的思维。

统计学的概念很多，本章只讲入门核心概念，后面讲到具体内容时，还会讲解一些概念。

1.2 医学统计学工作步骤

医学统计学的工作步骤就是我们科研过程中，统计学参与专业研究的过程，一般包括设计、搜集、整理、分析、统计表达与统计报告五个步骤，其实就是构思菜谱、到菜场买菜、回家洗菜和配菜、下锅烧菜、装盘上桌的过程。

1.2.1 设计

科研设计是对科研过程整体的运筹帷幄，是对即将开展的研究全流程的推演，一个良好的科研设计规划是试验顺利实施的安全保障。科研设计包括专业设计和统计设计。

⊃ 1. 专业设计

专业设计主要从"三要素"（处理因素、受试对象和试验效应）方面进行规范。以治疗高血压为例，处理因素主要考虑采用何种措施进行高血压治疗；这种措施如何添加；添加的操作规范，如选择哪种降压药；该种降压药的服用剂量、服用疗程、何时服用等。

（1）处理因素的选择是研究的主要目的，干预措施的添加一定要规范、标准化、具有操作性。

（2）受试对象是干预措施作用的对象，受试对象一定要对干预措施的作用具有敏感性、特异性和稳定性。例如，在高血压患者中，我们常选择Ⅱ期高血压患者作为对象。因为Ⅰ期高血压患者对药物作用过于敏感，即一旦吃药血压就发生较大的波动，而Ⅲ期高血压患者对药物又不太敏感，因为Ⅲ期高血压患者前期一般都吃过多年药物，此时已经对药不敏感，吃药后，血压不容易发生波动。特异性是指血压的波动是由干预措施导致的，而不是其他因素导致的；稳定性是指受试对象对处理因素的反应比较稳定，而不是忽上忽下，忽有忽无。

（3）试验效应是指干预措施作用于受试对象后，受试对象发生的反应，通常表现为某些指标的变化。试验效应的指标尽量选择客观、灵敏的指标。客观指标是指通过某种客观化的方法检测出来的指标，而非研究者的主观判定，如高血压可以通过血压计进行测量属于客观指标，而询问病人的感受，或者医生主观判断病人的症候均属于主观指标，科学研究尽可能选择客观指标。当试验特殊，无客观指标时，选择主观指标应该由多名资深的研究者对病人进行判断。灵敏性是指选择的疗效指标对处理因素敏感。

○ 2. 统计设计

统计设计的原则包括随机化原则、对照原则、重复原则和均衡原则，对于临床试验还应遵循盲法原则。

（1）随机化原则包括随机化抽样、随机化分组和随机化顺序。随机化抽样是为了让研究样本具有代表性，能够代表总体；随机化分组是为了组间受试对象具有可比性；随机化顺序是为了消除先后顺序的影响。

（2）对照原则：对照就是为了比较，如果没有对照组，则不能分清楚到底是处理因素的效应，还是受试对象该指标的正常生理波动或自我修复。

（3）重复原则：统计学的重复包括样本量重复、试验重复和观测次数重复。样本量重复是指研究的受试对象需要满足一定的数量，因为统计学是在群体水平上发现事物背后的规律的，受试对象必须满足一定的数量，得到的规律才稳定可靠。试验重复是指一批受试对象的试验结果，在不同时间和地点要能够重现，因为科学的东西都是经得起再现的。观测次数重复是指我们检测试验效应时，要多检测几次以获得稳定的试验效应，如监测血压，通常不是测量一次就记录结果，往往重复测量2～3次，然后才记录结果。

（4）均衡原则是指除了研究因素，其他所有的因素在试验组和对照组之间无统计学差异，均衡可比，其目的就是在比较主要研究因素时，消除一些可能的干扰因素的影响。随机化是实现均衡的一种方法，对于一些观察性研究，不能随机分组时，我们可以通过匹配或倾向性评分来进行组间均衡性的校正。

（5）盲法原则是指在以患者为研究对象的临床试验中，让试验的不同参与方不知道试验的具体分组方案，包括单盲、双盲、三盲。单盲是指受试的患者不知道自己被分到试验组还是对照组；双盲是指受试患者和试验观察者（临床医生）均不知道试验的分组情况；三盲是指患者、医生和统计分析人员三方均不知道试验分组情况。受试患者不知道自己的分组时，在涉及某些病人主观反应指标时，如头晕、头痛等，就可以消除心理作用；医生不知道试验分组时，在获取主观指标时就不会有心理预期，如包块的软硬度、某些症状评分等；统计分析人员不知道临床分组时，在处理数据时，

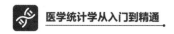

就会严格遵守统计规范，不对数据进行轻易的取舍。

1.2.2 搜集

设计是构思和运筹帷幄的过程。对于统计学而言，实施研究就是数据（资料）的收集过程。简单类比一下，数据搜集就是去菜场或超市买菜的过程。统计学数据收集主要有以下三种形式。

（1）专题试验或调查。这是科研数据的主要收集形式，根据研究者的研究目的，安排专项试验或调查，以主动获取数据。

（2）日常工作记录。这部分数据来自各个部门的日常工作记录，如医院的病历、气象部门的气象数据、校医院大学生的健康数据、共享单车的出行数据、某人的消费记录等。

（3）发表的文献。我们也可以利用别人发表的成果中的数据进行二次分析，如在文献计量学、系统评价与Meta分析中，都可以利用文献数据库对搜集的文献进行二次分析。

1.2.3 整理

所谓"巧妇难为无米之炊"，虽然有了数据就可以进行后续的分析，但在正式分析之前，还有一项非常重要的工作，那就是数据整理与清洗。这个过程需要专业人士和统计师一起完成。根据经验，数据整理和分析所花的时间比约为7∶3。统计分析之前要进行大量的数据整理与清洗。通常做法是拿到数据之后，要先理解数据背后的专业意义，这叫作专业理解，不理解数据背后的意义就进行统计分析是没有"血肉"的。专业理解之后通常需要做以下几步。

（1）查漏补缺：核查数据是否有缺项，并查看原始数据，如调查表或试验记录是否应该有该项。对于缺失的数据，考虑直接删除该记录或采用缺失值替换或多重插补。

（2）查看异常值：基于专业进行逻辑审查，查看是否有异常值，后续考虑是否进行敏感性分析。

（3）看数据分布：对于数值变量，制作频数表或直方图；对于分类变量，制作交叉表。

1.2.4 分析

虽然分析是最体现统计技术的方面，但一些好的分析技术或分析结果的前提是前面流程科学且可靠的实施。统计分析一定要科学且可靠，否则会浪费好的数据。统计学的数据分析可以理解为以下三个层次。

⊃ 1. 描述性分析

描述性分析就是对数据的属性和特征进行描述，通常可以采用统计指标和统计图表来呈现。这些内容在后面都有对应的章节，此处再不赘述。

⊃ 2. 差异/一致性分析

差异性分析是指采用统计分析方法对数据分组进行组间差异性比较，以确定组间差异到底是由处理措施导致的还是随机误差导致的；一致性分析是评估不同评价方法对同一受试对象进行评价时，所得结果是否一致。差异性与一致性是一个事物的两个方面，关注的侧重点不同，如图1.4所示。

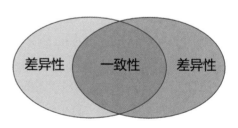

图1.4 差异性与一致性示意图

○ 3. 关系性分析

关系性分析是指通过研究数据变量之间的相关关系，判定变量之间关系的远近和强弱；通过回归模型的构建，来预测或控制变量。关系性分析是统计学分析的高级应用，掌握难度较大，需要具备一定的统计功力与实战经验，方能很好地驾驭。

1.2.5 统计表达与统计报告

统计表达是对统计分析结果的展示，而医学统计报告是对整个试验统计结果的汇报。国际上和国内对科研结果的表达与报告都有相应的规范。医学论文主要报告规范包括随机试验CONSORT及其扩展、观察性研究（STROBE）及其扩展、系统综述与meta分析及其扩展（PRISMA）、诊断试验（STARD）、临床预测（TRIPOD）、病理报告及其扩展（CARE）、研究方案（SPIRIT）、临床实践指南、定性研究、临床前动物研究、经济学研究等。这些规范均免费发布，大家可以从网络上获取并学习，如EQUATOR网站提供了医学方面各种研究的声明（见图1.5）。

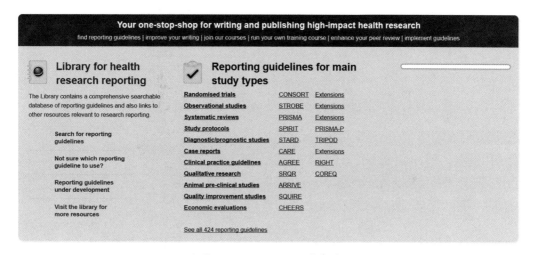

图 1.5 EQUATOR 网站截图

第2章

医学统计思想与统计设计

很多人认为统计学难学，这主要是因为统计学作为一门独特的学科，拥有其独特的思维方式。真正理解、掌握统计学的思想，方能理解各种统计分析方法的原理及适用条件。统计设计正是统计思想的体现，一个科学合理的统计设计是实现研究目的与假设的基本保证。本章将深入探讨统计思想的精髓以及常见的统计设计方法。

2.1　统计思想

在探索复杂知识的领域中，那些富含思想性的内容往往更难以驾驭。电影《阿凡达》中有个引人注目的场景，主人公勇敢地攀爬天梯，抵达飞龙的巢穴，试图捕获一只飞龙作为自己的坐骑。飞龙作为极具个性的生物，不会轻易屈服于他人。然而，在阿凡达星球上，所有生物都拥有一个独特的触角，驯服飞龙的唯一秘诀，就是将主人公的触角与飞龙的触角紧密相连，让彼此的思想相互交融，从而驯服这强大的生物。

统计思想则是统计学的灵魂与根基，只有深入理解和掌握这些思想，才能在统计学的领域绽放耀眼的科学之光。在学习统计的过程中，我们就像电影《阿凡达》的主人公，而统计学则是那只飞龙。只有当我们真正理解并应用统计思想，才能驾驭这门应用广泛且实战情况多变的学科。以下是统计学的五个基本思想，希望能为大家提供参考。

2.1.1　抽样的思想

除非研究目的特殊，否则我们的研究对象不可能获取到总体，而是获取总体中的某个样本。这些样本几乎都是从总体中按照随机化的原则抽取获得的。而随机化抽样则要求：根据研究目的确定的研究总体中，任何一个研究对象都要有同等的机会被抽到作为样本。

抽样思想的精髓为化繁为简，化无限为有限，化不可能为可能。通过抽样我们可以获取研究样本，对有限的研究样本进行研究，从而得到描述样本的统计指标，即"统计量"。这些统计量是我们进一步研究总体的数据基石。

2.1.2　总体推断思想

虽然样本统计量是实际可以检测获得的，但是我们的目的是研究总体。因为抽样误差的必然存在，样本统计量必然不等于总体参数，但会与总体参数比较接近。我们在一定误差的控制下，可以通过样本统计量去预测总体参数，具体包括两种方法：点值估计法和区间范围估计法，如图2.1所示。

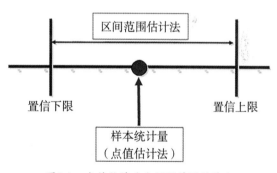

图2.1　点值估计法和区间范围估计法

点值估计法认为样本统计量等于总体参数，忽略了抽样误差，因此该方法风险偏大，正式场合基本不用；区间范围估计法是指通过样本统计量，基于特定的分布，去预测一个总体参数的可信区间，例如95%或90%、99%，根据研究目的确定95%是最为常用的。

抽样思想与总体推断思想需相互结合应用。只抽样，不推断，偏离了抽样的初衷；不抽样，又失去了推断的基础。抽样与推断结合使用，方能完成一个完整的流程。

2.1.3　反证法思想

反证法思想就是将我们要研究的问题凝练为两种可能A和B，然后证明其中的A不可能发生，得出B必然成立。例如，两个人面对面站着，他们闭上眼睛，然后第三个人给他们每个人戴上一顶帽子，帽子的颜色分别是红色和蓝色。随后，这两个人睁开眼睛，但他们只能看到对方帽子的颜色，而无法看到自己帽子的颜色。那么请问，这两人能够知道自己头上戴的是什么颜色的帽子吗？

由于只有红色和蓝色两种帽子，且每人都只能看到对方帽子的颜色，那么每个人都可以根据以下逻辑判断自己帽子的颜色。

（1）如果一个人看到对方戴的是红色帽子，那么他就可以确定自己戴的是蓝色帽子。

（2）同理，如果一个人看到对方戴的是蓝色帽子，那么他就可以确定自己戴的是红色帽子。

因此，只要其中一个人看到对方帽子的颜色，他就能准确地推断出自己帽子的颜色。如图2.2所示。

在科研过程中，验证某药是否有疗效时，我们将研究结局分为两种可能，H_0：药物无效，H_1：药物有效。然后采用对应的统计分析方法，去获取H_0（药物无效）发生的概率，如果$P \leq 0.05$，则H_0（药物无效）不可能发生，从而H_1（药物有效）成立。若$P > 0.05$，则H_0（药物无效）是可能发生的，我们不能够拒绝H_0，因此尚不能认为该药物有效。

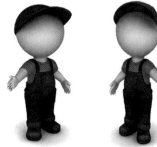

图2.2　反证法思想示意图

2.1.4　小概率思想

在第1章中，我们已经学过小概率事件，即发生概率$P \leq 0.05$或$P \leq 0.01$的事件。这种小概率事件的应用意义就是小概率事件在一次抽样或试验过程中发生的概率为0。因此，一旦我们判断出某事件的发生概率$P \leq 0.05$，则可以判断该事件在个体水平上不会发生。

小概率思想既是统计推断的核心，又是统计学价值的基础。假设检验就是反证法与小概率事件思想相结合的具体体现。

小概率思想是统计学大厦的基础，我们必须承认与接受这个前提，后续方可进行相应的统计学检验与推导。

2.1.5　误差控制思想

虽然可以采用小概率事件原理进行统计推断以保证推论的准确性，但如果整个试验或调查没有进行很好的质量控制，那也会前功尽弃。因此，试验设计必须要有误差控制的思想。误差控制可以具体体现在"三要素"和"四原则"上。同时，假设检验也会发生统计学I类和II类错误，统计分析时均需加以考虑，才能在最大程度上推测总体的真实情况。统计学误差包括系统误差、抽样误差、随机误差和过失误差，第1章已经讲过，此处不再赘述。

2.2　统计设计

统计方法选择可参考15字口诀："方法看变量，类型看设计，目的定乾坤"，即选择哪一类型的统计方法首先看变量类型，然后决定统计方法；其次，具体统计方法选择哪一类型，要看统计设计的类型；当然，最终方法的选择还要考虑研究的目的。

例如，在某高校随机抽取某个班级，比较该班级不同性别两组大学生的体重。我们看到研究指标是体重，为数值变量而且有两组，基本就考虑是 t 检验了，但 t 检验有 3 种，到底如何选择呢？因为给出的是不同性别的两组大学生，男女生之间相互独立，因此，应该优先选择两独立样本 t 检验，此时数据应该满足独立、正态、方差齐，否则还得换方法。举这个例子有点早，大家还没开始学具体的知识，可能理解不了。下面我们就先学习统计设计，然后再回头看这个例子也许会更容易理解。

2.2.1　成组设计

成组设计（group design）是一种将受试对象随机分组或按照某种属性特征分组，然后，将受试对象分配到 2 组或 K 组中去。其鉴别特征为组间的受试对象相互独立。何谓相互独立呢？即组间数据不会相互影响。成组设计模式图，如图 2.3 和图 2.4 所示。

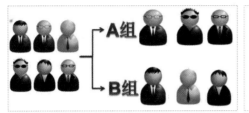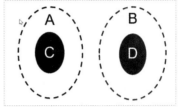

图 2.3　成组设计 2 组模式图

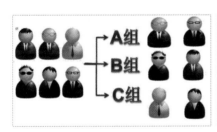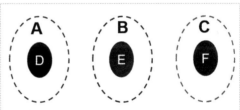

图 2.4　成组设计 K 组模式图

图 2.3 和图 2.4 左侧均为随机分组设计模式，右侧均为属性特征设计模式。

大家注意，统计学上存在一种"2K 效应"。虽然成组设计中的 2 组与 K 组（$K \geqslant 3$）设计都是成组设计，但后续采用的统计分析方法发生了变化。比如研究变量为数值变量的话，2 组设计优先考虑两独立样本 t 检验，而 K 组设计优先考虑单因素设计方差分析。成组设计在统计学上是最常见的一种设计，务必理解掌握。

2.2.2　配比设计

配比设计（matched group design）是指受试对象按照一定的条件进行匹配，然后再随机分组的方法，包括配对设计和配伍组设计。

⟳ 1. 配对设计

配对设计（paired group design）四种类型模式如图2.5所示，包括同一组受试对象干预前后配对（A）；同一个受试对象身体不同部位配对（B）；条件相同的2个受试对象配对，然后随机分到2组中（C）；同一份标本分别接受不同的处理（D）。配对设计相对于前面的成组设计，统计分析效率更高，因为组间可比性较好，研究的样本量也相对较小。配对设计实施难度比成组设计复杂，一般只在特定的情况下才使用。

⟳ 2. 配伍组设计

配伍组设计，又称为随机区组设计（randomized block design），该设计为配对设计的进一步扩大。配伍组设计四种类型模式如图2.6所示，其中，每一种情况都是对图2.5的扩大。其中的A为干预前、干预中和干预后，当这种情况是单组设计时，可以当作配伍组设计方差分析；当这种情况是多组设计时，应该考虑用重复测量数据方差分析；B为对同一个受试对象身体K个部位进行检测；C为按照条件选择K个受试对象构成一个配伍组，然后配伍组中的每个受试对象随机分配到各组中；D为同一份标本采用K种方法检测。

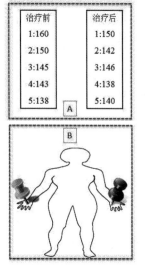
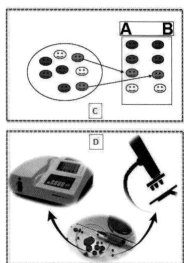

图2.5　配对设计四种类型模式

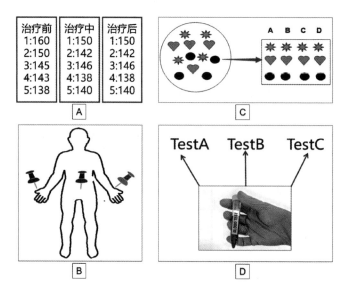

图2.6　配伍组设计四种类型模式

2.2.3　析因设计

在介绍析因设计（factorial design）之前，先问大家一个问题，比如苹果园里一个男性工人每小时单独可以采摘100千克苹果，一个女性工人每小时单独可以采摘80千克苹果，请问一男一女搭档工作，一小时能采摘180千克苹果吗？答案不重要，只想让大家意识到一点：在实际情境中，因素与因素之间可能会产生相互影响，也就是交互作用。

同样，当统计学研究多因素的时候，因素与因素之间也可能产生交互作用，那么我们可以通过什么方法进行研究呢？析因设计就是研究交互作用的一种方法。

析因设计是一种多因素、多水平、全面组合的试验设计方法，每一种组合就是一个研究分组。析因设计模式如图2.7所示。从图中可以看出，研究的是2个因素，因素A有2个水平（用和不用），因素B有2个水平（用和不用），2×2全面组合，将有4组，如图2.7中的4个框。

此时，我们可以进行三次假设分别解决三个问题，即因素A是否有效果、因素B是否有效果、A和B之间是否有交互作用。析因设计是一种非常浪费样本量的方法，因此实际工作中研究因素一般不超过

B 处理	A 处理			
	用		不用	
用	3.00	2.79	5.40	5.01
	2.86	2.73	4.70	3.99
	3.12	1.98	4.01	4.56
	2.98	3.03	4.87	4.19
	3.11	2.00	4.19	4.80
不用	4.45	3.40	7.94	6.88
	3.20	3.58	7.88	8.02
	3.90	3.11	8.60	6.90
	4.30	5.02	6.45	6.54
	4.00	4.04	7.14	7.31

图 2.7　析因设计模式

3个。例如，3×3×3析因设计，共27组，按照每组10只老鼠计算，需要270只老鼠，再适当扩充一点防止老鼠死亡损失，则需要300多只老鼠，这对于一个课题组而言是不可思议的，很难保证这么多老鼠的干预措施的同质性。如果研究因素较多，可以考虑正交设计或均匀设计的方法。

2.2.4　重复测量设计

重复测量设计是近年比较受重视的一种设计，该设计是指对同一个受试对象在不同的测量时间点进行重复检测的设计。重复测量设计模式如图2.8所示。

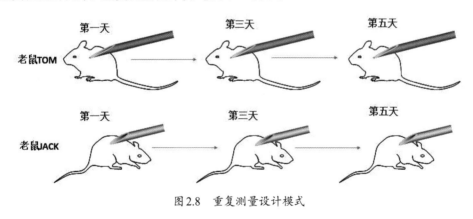

图 2.8　重复测量设计模式

注意 ➡
重复检测必须在同一个受试对象上进行，很多试验取材检测需要处死受试对象，此时已经不能算作重复测量设计了。一句话：坚持住不能死，一定要做"鼠坚强"，否则应该当作析因设计进行分析。

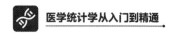

2.2.5　其他设计

　　其他设计包括交叉设计、正交设计、拉丁方设计、嵌套设计、均匀设计等，这些设计不太常见。作为一本统计学入门的书，此处不再赘述，待大家入门之后，需要时可以自行查询其他书籍。

第3章

医学统计常用描述指标

　　世界是物质的，物质是运动的，运动是会产生数据的，数据是有规律的，而我们对这种规律的认识必须通过某种工具才能实现，这种工具就是"统计学"。言下之意，统计学是通过数据去发现规律的，而数据是统计学上变量的数值体现。

　　在第1章中曾经介绍过变量分为三种：数值变量、等级变量和分类变量，根据能力大小，我们分别称其为"老大""老二""老三"。在统计学上最常见的是"老大"和"老三"的统计描述指标。

3.1 数值变量

当我们对一个陌生事物进行认知时，首先会关注其外在形态，随后深入探索其属性特征。就像购买这本书时，看到作者是"松哥"，我们可能会好奇他的背景信息，首先会想："这位作者是怎样的一个人呢？"然后进一步去了解他的年龄、身高、体型和职业等属性。同样地，当我们初次接触数值变量时，也会好奇它的"长相"是怎样的。

"松哥"告诉大家，对于绝大多数的数值变量数据，它们常常呈现图 3.1 所示的单峰分布形态。这种分布形态是在自然和没有人为刻意干预的情况下，数据所展现的自然分布状态。该种数据自然的分布形态，我们称之为规律。

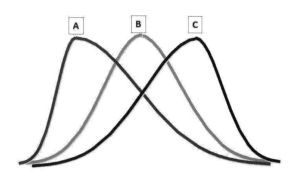

图 3.1 数值变量数据分布的常见形态

上面三种分布类型分别为正偏态分布（A）、对称分布（B）和负偏态分布（C）。在对称分布中，当对称性和峰度较好时，它就是我们熟知的"正态分布"。以对称分布为例，其形态酷似一个沙堆，沙堆越往中间沙子越多，到中间顶部时沙子最多。这种越靠近中间频数越多的趋势就是统计学中描述的集中趋势（central tendency）。如果我们让一捧沙从沙堆中间慢慢流淌而下，会发生什么现象呢？除了沙堆顶部会轻微增高一点（因为集中趋势），绝大部分的沙子会顺着沙堆四周滑落。我们并没有让沙子滑落，而沙子自然而然地四散而去，这也是一种趋势，叫离散趋势（dispersion tendency）。

正如一句哲语："任何事物都具备两面性。"这就像太极的"阴和阳"、人类的"男和女"，数值变量数据也具有集中和离散两个属性。因此，在了解了其外形之后，我们从集中和离散两个角度来研究其属性，可以说是"其貌如钟，一中一离"。

3.1.1 集中趋势

⊃ 1. 算数均数

算数均数（mean），即均数，用来描述一组数据在数量上的平均水平，总体均数（μ）和样本均数（$\bar{x}$）用不同符号表示。适用范围为对称分布，特别是正态分布数据。其计算就是一个样本所有变量值相加除以样本量，见式 3.1。

$$\bar{x} = \frac{x_1 + x_2 + \ldots + x_n}{n} \qquad (\text{式}3.1)$$

⊃ 2. 中位数（median, M）

将一组数据按照从小到大的顺序排列，位置居中的那个数，就是中位数。例如，"6、8、5、9、3"的中位数就是 6。只要是能够按大小排序的数据均可以计算中位数，所以中位数为计算集中趋势的"万金油"，但中位数没有利用原始数据的信息，因此代表性没有均数好。

例如，姚明是你们班的同学，现在要计算班级身高数据的中位数，请问是否需要姚明具体的身高值呢？答案是不需要，因为姚明在你们班是最高的，只要对班级现有同学按照身高排序，在最后面排上姚明，就可以找到中位数。

和均数相比，中位数往往不会因为个别值的变化而导致较大的变化，但只有在样本量较为充足时结果才稳定。在科研过程中，一组数据符合对称分布时尽量用均数，符合偏态分布时才考虑用中位数。在试验过程中，两组数据（试验组和对照组），一组符合正态分布，一组不符合正态分布，在同一张统计表中，该怎么描述呢？为了保持一致，均选择中位数和四分位数间距，四分位数间距在后面涉及离散趋势内容时会讲解。

⊃ 3. 几何均数（geometric mean，G）

当我们的数值变量数据是等比资料时，我们还可以用几何均数计算其集中趋势。等比资料分布如图 3.1（A）所示，常见的有抗体滴度、药物效价、菌落计数和疾病潜伏期等。以抗体滴度为例，常见数据为 1:20、1:40、1:80 和 1:160 等，这类数据特征为数据取值呈现倍数关系，而不像身高类数据，是连续性一点点递增。

几何均数是所有 x 相乘，然后开 n 次方（n 为这组数据的个数），见式 3.2，计算较为复杂，一般是通过软件来计算。G 是针对正偏态资料集中趋势的描述。适用范围是对数正态分布资料或等比资料。注意，计算几何均数时变量值不可以为 0，也不可以同时出现正负值，因为根号下不可以为 0 和负数。如果全部是负数是可以的，因为可以将所有负号去除后再计算几何均数，计算后再把负号加上即可。

$$G = \sqrt[n]{x_1 \times x_2 \quad \cdots \quad x_n} \qquad (\text{式}3.2)$$

⊃ 4. 众数（mode）

众数是指一组数据中，出现频次最多的那个数，如"1、3、3、3、5、7"，其中"3"出现次数最多，因此众数为 3。需要注意，众数不仅仅针对数值变量，等级变量和分类变量也是可以计算众数的。

3.1.2 离散趋势

有集中就有离散，前面谈了数值变量数据集中趋势的描述指标，同样其离散趋势也有特定的指标加以描述。

⊃ 1. 极差（range，R）

既然离散反映的是数据的分散性，那么可以用一组数据中的最大值减去最小值，得到数据分布的最大区间，这个指标就是极差，又称为全距。

极差这个指标非常容易理解，但因为最大值和最小值往往是由试验误差导致的，因此，极差很不稳定，使用时需要加以甄别。

◐ **2. 四分位数间距（quartile，Q）**

既然极差指标的缺点是由最大值和最小值不稳定导致的，那么能否消除其影响呢？人们将数据平均分为四等份，用上四分位数 Q_U（P_{75}）与下四分位数 Q_L（P_{25}）之差，来反映离散趋势，这就是四分位数间距指标。极差与四分位数间距示意图，如图3.2所示。

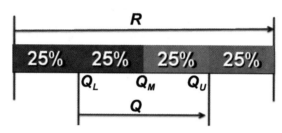

图3.2　极差与四分位数间距示意图

百分位数（percentile，P_x）是指一组数据从小到大排序，位次居于第百分之多少位的数，如某班同学有100人，按照身高从矮到高排序，小强身高176cm，站在第80个，则该班身高数据的 P_{80} 为176cm。P_{50}（中位数）、P_{25}、P_{75} 均属于百分位数。

大家注意，百分位数既可以计算集中趋势（如 P_{50}），也可以用于计算离散趋势（如四分位数间距）。

四分位数间距（Q）很容易理解，比极差要稳定得多，但是也有缺点，即在一组数据中，不管样本量多大，仅用到两个值 P_{75} 和 P_{25} 来反映整组数据的离散趋势，可能会出现以点概面、以偏概全的错误。如果引入一个指标，可以把每个数据的离散趋势算出来并求和，那么这个指标就完美了。

◐ **3. 方差（σ^2）**

鉴于上述情况，人们设计了离均差和，见式3.3。我们发现离均差和永远等于0，我们计算指标是用于比较的，但是任何一组数据的离均差和均为0，则无法比较。为什么为0呢？因为会出现正负抵消的情况。例如，数据"1、2、3"，它们的离均差分别为 -1、0 和 $+1$，所以离均差和就等于0了。

$$\sum(x-\mu)=0 \qquad\qquad （式3.3）$$

继续改进公式。如果让原始数据的离均差取平方后再求和，就可以消除正负抵消的影响。于是就有了离均差平方和（sum of squares of deviation from mean，SS），见式3.4。

$$SS=\sum(x-\mu)^2 \qquad\qquad （式3.4）$$

此时貌似已经完美了，可是如果一组数据的样本量100人，另一组数据的样本量20人，要计算离均差平方和，人多的数据离散性肯定大，样本量的影响不容忽视。为了更好地比较不同样本量数据集的离散性，我们可以让 SS 除以各自的样本量 n，见式3.5，于是就得到了总体方差这个指标。

$$\delta^2 = \frac{\sum (x - \mu)^2}{n} \qquad\qquad （式3.5）$$

⊃ 4. 标准差（σ）

方差这个指标考虑了每个数据的离散趋势，消除了负号及样本量的影响，然而，因为采用了平方去除负号，导致离散趋势被夸大。有些人可能会认为，既然所有数据都进行了平方处理，那么放大效应对所有数据都是一致的，实际上并非如此。因为每个数据点与均值之差的平方值是不同的，这导致了真实的数据关系被扭曲了。

例如，小明的零花钱每月有20元，小强的零花钱每月有30元，小强的零花钱每月比小明多10元；如果都进行平方处理，小明的零花钱是400元，小强的零花钱是900元，小强的零花钱比小明多了500元，这完全扭曲了两人真实的零花钱差距。你肯定会问，那我们怎么办呢？很简单，再开方，让平方变成一个"过场"，作用就是消除负号，于是得到了总体标准差，见式3.6。

$$\sigma = \sqrt{\frac{\sum (x - \mu)^2}{n}} \qquad\qquad （式3.6）$$

前面涉及的极差、四分位数间距、离均差平方和及方差等，没有哪个指标堪比标准差，既然给予其标准差的名称，说明其是一个非常完美的指标。为什么只要符合对称分布，都用样本标准差（s）来描述其离散趋势呢？你是否记得，在很多文章的统计表中都有$\bar{x} \pm s$的表示方法呢？原因就在这里。

重申一下，总体标准差用σ表示，样本标准差用s表示，样本标准差计算时分母取$(n-1)$用来校正。标准差用于对称或正态分布数据离散趋势的描述。

⊃ 5. 变异系数（Coefficient of Variation，CV）

需要注意的是，当遇到度量衡单位不一样的数据，以及单位一样但均数相差较大的数据时，离散趋势比较不可以用标准差。

例如，某班级身高数据均值为160.0cm，标准差为5.0cm，体重数据均值为50kg，标准差为4.0kg，请问身高和体重数据哪个离散性大呢？此时单位分别是cm和kg，是没法比较的。

可是不管单位如何，离散趋势是存在的，正如抓一把沙子撒地上，再抓一把花生撒地上，沙子和花生是不同的物品，可是它们落地上，离散趋势都是有的，我们比的就是离散趋势。但是单位不同怎么办呢？

思考一下，我们把蚂蚁比喻为大力士，因为蚂蚁可以举起一粒大米的重量，我们成年人可以举起50千克的大米，为什么不说人类是大力士呢？美国昆虫学家研究发现，蚂蚁可以举起自身体重400倍的重量，而人类及其他动物都望尘莫及，所以不能只看举多重，还要看自身有多重。

因此，当度量衡单位不一致，进行数据离散趋势比较时，我们用各自的离散趋势标准差除以各自的均数，这样不仅可以消除度量衡单位不一致的影响，还可以得到相对于其自身而言，离散趋势所占的比例，从而实现可比，这就是变异系数，见式3.7。

$$CV = \frac{s}{\bar{x}} \times 100\% \qquad\qquad （式3.7）$$

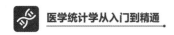

对于上述数据，很明显身高变异系数 5/160 小于 4/50，因此身高的变异程度（离散趋势）小于体重。

对于数值变量而言，不谈集中趋势，直接谈离散趋势是没有意义的。离散趋势本身就是为了说明集中趋势的代表程度而存在的。就像太阳照射下的某个物体，只有先有太阳照射到的阳面，才有其背后的阴面，所以阴面是依附阳面而生的，离散趋势也是依附集中趋势而生的指标。

3.2　等级变量

数值变量是"老大"，前面已经描述过，变量家族的"老二"是等级变量，等级变量可以用中位数、秩均值和众数来描述。中位数前面已讲过，此处不再赘述。秩均值（mean rank）是指按照数值大小排序，然后提取每个数据的位次（秩次），计算这些数据的秩次的均值，这在后面非参数检验部分会用到。

例如，研究 20 名同学的身高，我们对 20 名同学按照从矮到高排序，菱形代表女生，圆形代表男生。排完顺序后，按照 1～20 进行编号，这个编号就是秩次，如图 3.3 所示。

我们分别将女生和男生的秩次求和，然后除以男女生各自的人数，所得到的均值就是秩均值。

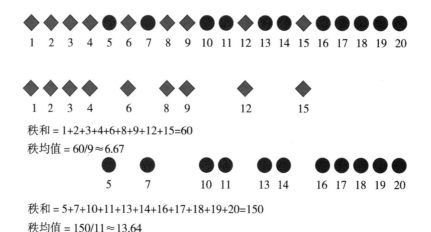

图 3.3　秩均值示意图

另外，等级变量根据研究目的也可以降为分类变量"老三"，因此也可以按照分类变量的描述方法进行描述。

3.3　分类变量

分类变量是"老三"，其反映数据间互不相容的属性和类别。"老三"的描述指标被叫作相对数，包括率、构成比和相对比。

⊃ **1. 率**

率（rate）是指在一定范围内某现象实际发生数与该现象可能发生的总数之比。常用于判定某种现象发生的强度与频率。简单点说，就是实际发生数与可能发生该现象的观察单位数之比，即实际除以可能。例如，某班级100人参加英语六级考试，实际通过80人，则该班级英语六级通过率为 $80/100 \times 100\% = 80\%$。

⊃ **2. 构成比**

构成比（constituent ratio）表示事物内部各个组成部分在整体中所占的比重，通常以100%为比例基数，用百分比表示。应用意义是说明事物内部各部分所占的比重或分布。

⊃ **3. 相对比**

相对比（relative ratio）是指两个有关的指标之比。应用意义是说明两个指标的对比水平，即一个指标是另一个指标的几倍或百分之几。

经验分享

> 对于数值变量数据，当数据呈现对称分布时，我们通常采用 $(\bar{x} \pm s)$ 来表示其集中趋势和离散程度。然而，当数据呈现偏态分布时，中位数和四分位数间距则更为合适，常用 $M(Q)$ 表示，具体可写为 $M(P_{25} - P_{75})$ 或 $M(Q_1 - Q_3)$。
>
> 对于分类变量数据，率和构成比是统计中常用的两个指标，它们可以通过卡方检验等统计分析方法进行进一步的研究。虽然数值变量和分类变量在数据分析中更为常见，但等级变量数据也有其独特的分析价值，只是在处理时需要特别小心以避免出错。

3.4　正态分布与标准正态分布

正态分布，又名高斯分布，既是概率论中最重要的一种分布，又是最常见的连续性随机变量的概率分布，更是自然界中最常见的一种分布。正态分布的概念是由法国裔英国籍的数学家和天文学家 Moivre 于1733年首次提出的，但由于德国数学家高斯（Gauss）率先将其应用于天文学研究，对后世的影响极大，所以使正态分布同时有了"高斯分布"的名称。在德国面额为10马克的纸币上，就印有高斯人像与正态分布的图案。

如前面所言，数值变量数据的分布形态多呈现正态分布。正态分布曲线呈现独特的钟形特征，即两头低、中间高，且左右对称，因其曲线呈钟形，人们又称之为钟形曲线。我们高中的数学课中介绍的很多曲线都能够用方程来表示，如抛物线方程等。采用方程表示后，其规律就可以运用方程进行演示和推算了。我们现在学习的正态分布是否也能用一个方程来表示呢？答案是肯定的。正态分布的方程就是正态分布的概率密度函数，见式3.8。

$$f(x) = \frac{1}{\sqrt{2\pi}\sigma} \exp\left(-\frac{(x-\mu)^2}{2\sigma^2}\right)$$

（式3.8）

公式较为复杂，大家不必记忆，能够看明白即可。这个公式决定了一个正态分布的形状，公式中包含两个未知的参数，总体均数（μ）和总体标准差（σ），而这点恰恰和我们前面所学的知识相呼应，即正态分布形态特征包括集中趋势和离散趋势。正态分布示意图如图3.4所示。

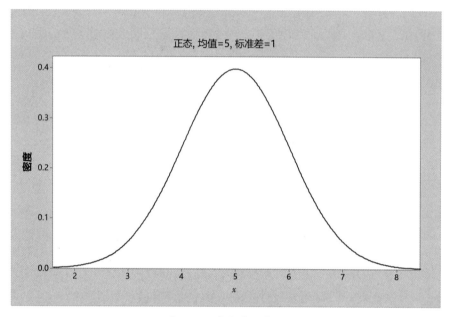

图3.4　正态分布示意图

3.4.1　正态分布曲线规律

正态分布曲线有以下规律。

（1）正态分布曲线以均数为对称中心，均数处曲线最高。

（2）μ 为位置参数，在总体标准差（σ）相同的情况下，μ 越大，分布越往 x 轴右移，如图3.5所示。

（3）σ 为变异参数，在总体均数（μ）相同的情况下，σ 越大，分布曲线越"矮胖"，σ 越小，分布曲线越"瘦高"，如图3.6所示。

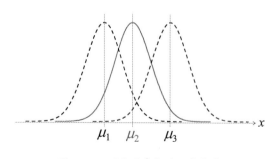

图3.5　不同位置参数的正态分布

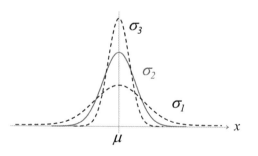

图3.6　不同变异参数的正态分布

（4）正态分布曲线下面积分布规律如下。

正态分布的方程为概率密度函数，概率取值范围为 0 ~ 1，因此整个曲线下面积为 1（100%）。统计学的前身就是概率论，我们用概率去判断事件发生的可能性大小，正态分布图与概率相结合，让我们可以对事件的概率进行可视化，如图 3.7、图 3.8 和图 3.9 所示。

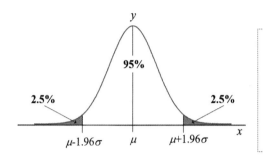

（1）正态分布曲线下中间部分面积占 95%，对应 x 轴取值范围为：
$\mu - 1.96\sigma \sim \mu + 1.96\sigma$
（2）两侧尾部阴影面积各占 2.5%。

图 3.7　正态分布曲线中间 95% 面积分布规律

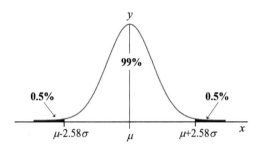

（1）正态分布曲线下中间部分占面积 99%，对应 x 轴取值范围为：
$\mu - 2.58\sigma \sim \mu + 2.58\sigma$
（2）两侧尾部阴影面积各占 0.5%，合计 1%。

图 3.8　正态分布曲线中间 99% 面积分布规律

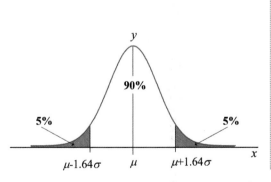

（1）正态分布曲线下中间部分面积占 90%，对应 x 轴取值范围为：
$\mu - 1.64\sigma \sim \mu + 1.64\sigma$
（2）两侧尾部阴影面积各占 5%，合计 10%。
（3）这个界值挺特殊，如果想知道单侧 95% 面积分布规律，那分别如下。
单侧下界：$\mu - 1.64\sigma$（左尾）
单侧上界：$\mu + 1.64\sigma$（右尾）

图 3.9　正态分布曲线中间 90% 面积分布规律

上述面积分布规律是用总体参数进行描述的，针对正态分布的样本数据，只要更换对应的统计量，规律同样适用，如表 3.1 所示。

表3.1　正态分布曲线下面积分布规律

形式	中间95%面积	中间99%面积	中间90%面积	单侧下界95%	单侧上界95%
参数	$\mu \pm 1.96\sigma$	$\mu \pm 2.58\sigma$	$\mu \pm 1.64\sigma$	$\mu - 1.64\sigma$	$\mu + 1.64\sigma$
统计量	$\bar{x} \pm 1.96s$	$\bar{x} \pm 2.58s$	$\bar{x} \pm 1.64s$	$\bar{x} - 1.64s$	$\bar{x} + 1.64s$

下面我们用一个案例来演绎正态分布是如何与概率结合，用于判断某事件的规律及其发生概率的。

⊃ 案例分享

某班级有120人，测量所有学生后，平均身高$\bar{x} = 168cm$，标准差$s = 5.0cm$，请利用正态分布规律，回答如下问题。

（1）该班所有学生中，中间95%同学的身高范围是多少？

（2）该班所有学生中，中间99%同学的身高范围是多少？

（3）该班所有学生中，最高的5%同学的身高高于多少？

（4）在该班级中，随机抽取一名同学，能够抽到身高大于178cm的同学吗？

按照正态分布规律，回答如下。

（1）中间95%同学的身高范围$= \bar{x} \pm 1.96s = 168 \pm 1.96 \times 5 = [158.2, 177.8]cm$。

（2）中间99%同学的身高范围$= \bar{x} \pm 2.58s = 168 \pm 2.58 \times 5 = [155.1, 180.9]cm$。

（3）最高的5%同学的身高高于：$\bar{x} + 1.64s = 168 + 1.64 \times 5 = 176.2cm$。

（4）因为最高的5%同学的身高≥176.2cm，即身高≥176.2cm是小概率事件，$P \leq 0.05$，而$178 > 176.2$，因此，随机抽取一次，抽到身高大于178cm同学的概率$P \leq 0.05$，是小概率事件，因此不可能抽到。

貌似我们已经可以利用正态分布去解决概率分布的问题了，但是我们只能利用中间95%、99%、90%这些已知的特殊界值规律。无法知道正态分布x轴上任意一个界值对应的面积规律。因为正态分布有两个参数（μ）和（σ），在两个方程中，只要两个参数中的任何一个不一样，就是一个不同的正态分布，所以正态分布的个数是无穷无尽的。面对无穷无尽的正态分布去阐明其个性化的规律，是不可能完成的任务，如果可以化繁为简，化无限为唯一，那么这个问题就会变得简单很多。而统计学中确实有这么一个过程，即正态分布的标准化。

3.4.2　标准正态分布

"横看成岭侧成峰，远近高低各不同。"正态分布无穷尽，正态分布的"众生相"如图3.10所示。

虽然正态分布无穷尽，其实两不同，即在x轴上的位置不同（位置参数不同）和离散趋势不同（变异参数不同）。如果能够将这两个

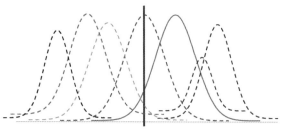

图3.10　正态分布的"众生相"

参数的不同消除，那么所有的正态分布都将变成一样的分布，"万宗归一"。因为所有的正态分布

都变成了一个分布，所以这个分布被叫作"标准正态分布"。那么正态分布是如何实现正态变换的呢？其实只要经过简单的两步就可以，下面我们来推演一下。

○ 1. 向中心看齐

为了能够看清楚，我们仅画出三个位置参数不同的正态分布，如图 3.11 所示。现在我们让它们在同一个位置上。

如何做呢？很简单，只要让分布曲线对应的第一个 x 减去 μ 即可。这个和我们高中所学的几何图形平移道理是一样的。例如，某正态分布 $\mu = 4$，那么将该分布曲线对应的所有 x 减去 4 之后的分布，其变换后 μ 就等于 0，且以 y 轴为对称轴；某分布 $\mu = -3$，则 $x - (-3) = x + 3$，变换后分布的 μ 也等于 0。图 3.11 变换后就如图 3.12 所示。

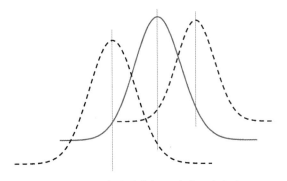

图 3.11　三个位置参数不同的正态分布

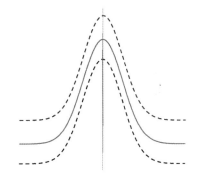

图 3.12　$x - \mu$ 后的正态分布

○ 2. 变成相同的体型

经过第一步变换后，正态分布就像"千手观音"一样集中在 y 轴，但是因为变异参数的不同，还是有着不一样的外形。变异性的不同是由标准差决定的，因此采用所有 $(x - \mu)$ 后的数据，去除以标准差 (σ)，见式 3.9。

$$Z = \frac{x - \mu}{\sigma}$$

（式 3.9）

$(x - \mu)$ 只是平移图形位置，而不会改变图形的形状。如果该组数据的 $\sigma = 5$，平移后，$(x - \mu)$ 除以 5，那么得到的分布的标准差 $= 5/5 = 1$。不管原来的正态分布的标准差 σ 等于多少，平移除以该标准差，将会得到标准差为 1。集中位置 $\mu = 0$ 的分布，我们用 $N(0, 1)$ 表示，即这个分布是以 0 为均数，以 1 为标准差的正态分布。因为所有正态分布经过变换后都可以变成 $N(0,1)$ 的一个分布，所以我们称这种分布为"标准正态分布"，称这种变换为标准正态变换。标准正态分布示意图如图 3.13 所示。

标准正态分布也是正态分布，也具备正态分布曲线的面积分布规律。因为其均数和标准差分别为 0 和 1，所以面积规律更加简单，如表 3.2 所示。

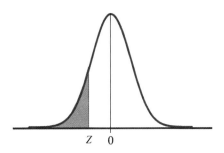

图 3.13　标准正态分布示意图

表3.2　正态分布曲线与标准正态分布曲线下面积分布规律

形式	中间95%面积	中间99%面积	中间90%面积	单侧下界95%	单侧上界95%
正态分布曲线	$\mu \pm 1.96\sigma$	$\mu \pm 2.58\sigma$	$\mu \pm 1.64\sigma$	$\mu - 1.64\sigma$	$\mu + 1.64\sigma$
标准正态分布曲线	± 1.96	± 2.58	± 1.64	$- 1.64$	$+ 1.64$

在标准正态变换公式中，x为正态分布总体或样本中的某个研究对象的测量值，而Z是标准正态分布在x轴上的坐标值。也就是说，我们检测的每一个测量值，经过标准正态变换后，都可以在x轴上找到对应的Z值。因为标准正态分布只有1个，统计学家已经把所有Z值对应的曲线左侧的面积计算出来了，称之为标准正态分布面积规律表，标准正态分布面积规律表（部分）如图3.14所示。查表法现在已经基本不用了，只在统计理论学习时用于讲解，现在统计软件可以直接给出对应的概率值。

基于正态分布的规律，我们只要在一个正态分布样本中拿到任意一个检测值，就能够得到它在标准正态分布曲线上的Z值，通过专家建立的面积分布规律表，就能够知道其所处的位置。例如，在前面的案例分享中，想知道身高为158cm的学生在班级中的位置分布，则可以得到式3.10。

$$Z = \frac{x - \mu}{\sigma} = \frac{158 - 168}{5} = -2.0 \qquad （式3.10）$$

通过查表可知，$Z = -2.0$对应的曲线下左侧尾部面积为0.0228，即该同学的身高在班级居于2.28%的位置，如图3.15所示。

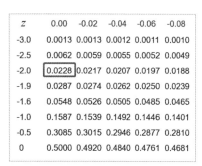

图3.14　标准正态分布面积
规律表（部分）

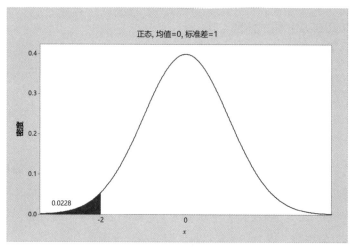

图3.15　身高158cm的学生对应标准正态分布曲线位置

正态分布是大自然给我们人类的馈赠，很多自然或社会现象均符合正态分布，因此，我们可以利用正态分布的规律去研究这些现象。尽管正态分布是无穷无尽的，却可以通过标准正态变换，转换为唯一的标准正态分布，其以y轴为对称轴，以1为标准差。

第4章

参数估计与假设检验

　　"生活不止眼前的苟且，更有诗和远方的田野"。同样地，统计不只是样本，更有总体和参数。如前面章节所言，统计学研究的目标往往是无限总体，但总体往往不可得，只能从总体中按照既定的抽样方法获取样本，通过描述这些样本，获得样本的统计量。然而，统计量并不能告诉我们要研究的总体参数，我们只能通过样本的统计量去推断总体参数，这个过程就是统计推断，如图4.1所示。统计推断包括参数估计与假设检验两种方法。

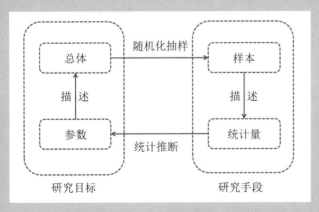

图4.1　统计推断

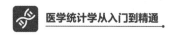

4.1 参数估计

参数估计就是由我们研究所获得的统计量去估计总体参数的过程。具体实战中包括点值估计和区间范围估计。

➲ 1. 点值估计

点值估计认为总体参数直接等于样本的统计量，然而，这点肯定不合适，因为抽样过程中肯定会发生抽样误差，而抽样误差必将导致样本统计量与总体参数之间不等。因此点值估计在科研过程中用起来没有底气，慎用之。

➲ 2. 区间范围估计

区间范围估计是通过样本统计量推断出总体参数的一个具有一定把握度的可信区间，如无特殊说明，通常就是指总体参数的95%可信区间。

举个例子帮助大家理解，为了解某大学所有在校生的平均体重，因为大学在校生人数较多，采用了随机抽样抽取大学生100人，获得样本平均体重为55.0kg，样本标准差为5.0kg。如果认为整个学校大学生的平均体重（总体参数）就等于55.0kg（样本均数），那就称为点值估计。这种点值估计过于绝对化，于是我们采用统计分布的方法，推断出总体参数的一个95%的可信区间范围，总体参数95%CI为54.02～55.98，即真正的总体参数落在我们推测的可信区间内的可能性为95%。

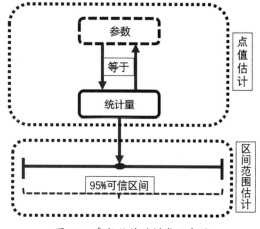

图4.2　参数估计的模式示意图

这里不局限于具体的算法，具体的算法已经加载到统计软件之中，而且是默认选项，后面会教大家如何实现，参数估计的模式示意图如图4.2所示。

4.2 假设检验

参数估计是由样本统计量去估计总体参数，即对总体参数进行画像，而假设检验（hypothesis testing）是进行两个或多个总体参数差异是否有统计学意义的一种检验，就是让两个或多个总体参数进行"对决"。假设检验非常重要，无论是干预性研究，还是关系性分析，均需要进行假设检验。

➲ 1. 假设检验的思想

假设检验的思想是"一分为二，灭其一"。在科学研究中，我们将事件的结局归纳为两种可能，然后利用小概率事件和反证法的原理，将其中的一种可能给消除，剩下的那种可能就是真理所在。例如，研究某种降压药的疗效，结局可能为有效或无效；两种降压药A和B效果比较，结局可能为疗效相等或疗效不等。

假设检验原理图如图4.3所示。假设一个警察正在追一个小偷，到了一个Y形路口，小偷此时逃跑路线有两种可能，即左边和右边，此时采用统计分析的方法，证明小偷逃往右边的概率$P \leqslant 0.05$，是小概率事件，而小概率事件实际应用意义是小概率事件在一次事件过程中不可能发生，也就是说小偷不可能逃往右边，那么小偷只能逃往左边，因此警察应该往左边追捕。在科学研究中，假定研究结局为无效与有效，而通过统计分析，发现无效发生的概率$P \leqslant$ 0.05，因此认为干预结局是有效的。

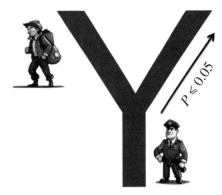

图4.3　假设检验原理图

我们再看看上述案例是如何利用反证法和小概率事件的。首先，"一分为二"，把小偷逃跑路线分为左边和右边两种可能。然后，"灭其一"，先假设小偷逃往右边，计算出小偷逃往右边的概率$P \leqslant 0.05$，为小概率事件，从而证明小偷不会逃往右边，而会逃往左边。本例没有直接证明小偷逃往左边，而是证明没有逃往右边，这种思路就是反证法，利用什么规律进行反证呢？就是小概率事件，小概率事件是一把刀，用这把刀把两种可能中的一种给砍断，那么剩下的那种可能往往就是真理的所在。

⊃ 2. 单侧检验与双侧检验

假设检验分为单侧检验和双侧检验。如果假设结局为疗效相等（A = B）和疗效不等（A ≠ B），则为双侧检验，因为疗效不等包括A > B和A < B两种可能；而如果假设结局为疗效相等（A = B）和A疗效优于B疗效（A > B），或者疗效相等（A = B）和A疗效劣于B疗效（A < B），则均为单侧检验。

⊃ 3. 两种界值的关系

我们还应该知道，假设检验利用的是小概率事件原理，而小概率事件的界值有$P \leqslant 0.05$和$P \leqslant$ 0.01，如果没有特殊说明，我们一般是将$P \leqslant 0.05$作为检验的界值。如果两个人分别做课题验证降压药1号的降压效果，假设为无效或有效，结果研究者A得出$P < 0.05$，研究者B得出$P < 0.01$，两人都得出降压药1号具有降压效果，但是研究者B得到的结果更可信，因为其统计发生统计错误的概率$P < 0.01$，换种说法，研究者B的结果有99%的把握正确，而研究者A的结果只有95%的把握正确。

⊃ 4. 假设检验的步骤

虽然假设检验思想为"一分为二，灭其一"，但在实际科研中，一般分为三大步和八小步。例如，以检验不同性别大学生的肺活量差别为例，采用t检验展示具体步骤，如表4.1所示。

表4.1　假设检验的三大步和八小步

三大步			八小步		案例
第一大步	假设	一分为二	第1步	H₀假设：无效假设	H_0: $\mu_男 = \mu_女$

续表

三大步			八小步		案例
第一大步	假设	一分为二	第2步	H_1假设：备择假设	H_1：$\mu_{男} \neq \mu_{女}$
			第3步	检验水准：$\alpha = 0.05$	$\alpha = 0.05$（双侧检验）
第二大步	检验	灭其一	第4步	t（计算检验统计量t值）	$t = \dfrac{\bar{x} - \mu}{s_{\bar{x}}}$
			第5步	df（计算自由度）	$df = n_1 + n_2 - 2$
			第6步	P（计算P值）	①$P \leqslant 0.05$；②$P > 0.05$
第三大步	结论		第7步	统计结论	①男女生肺活量差异有统计学意义 ②男女生肺活量差异无统计学意义
			第8步	专业结论	①男生的肺活量高于女生 ②尚不能认为男生的肺活量高于女生
备注：案例数据为假定，具体t检验流程请看t检验相关章节					

⊃ 5. 假设检验的两类错误

虽然我们可以通过假设检验推论不同总体之间是否存在差别，但是假设检验本身也会有自己的缺陷，假设检验本身也会犯错误，就像某种诊断疾病的方法，本身也会出现假阳性和假阴性的错误，即把没病的诊断为有病，把有病的诊断为没病。

（1）假设检验I类错误：假阳性（弃真）。

例如，我们采用统计方法验证松哥是男还是女，进行如下一分为二假设。

H_0：松哥 = 男性

H_1：松哥 ≠ 男性

检验水准 $\alpha = 0.05$

我们在假定H_0成立的情况下，去验证统计量发生可能性的P值大小，如果此时得到$P \leqslant 0.05$，说明松哥 = 男性的可能$P \leqslant 0.05$，是小概率事件，小概率事件在一次假设检验中不可能发生，因此，松哥 = 男性是不可能的，所以认为，假设H_1：松哥 ≠ 男性成立。

而如果我们知道，松哥本来就是男性，通过统计分析，结论抛弃了H_0，抛弃了真理或真值，因此，这种错误，被称为"弃真"。

（2）假设检验II类错误：假阴性（存伪）。

如果我们再换一个假设，具体如下。

H_0：松哥 = 女性

H_1：松哥 ≠ 女性

检验水准：$\alpha = 0.05$

在假定H_0成立的前提下，检验统计量发生的概率P值，如果得到$P > 0.05$，则说明H_0是可以成立的，即H_0：松哥 = 女性是可以成立的，但如果松哥事实上是男的，那么松哥 = 女性就是一个伪命题，但统计分析竟然认为其成立，因此这种错误被称为"存伪"。

弃真和存伪就像地球的南极和北极，我们不可能同时到达，即我们的假设检验只会发生其中的一种错误，不可能一次检验同时发生这两种错误。

当我们统计分析得到 $P \leqslant 0.05$ 时，虽然得到阳性结果，认为差异有统计学意义，但要考虑"弃真"存在的可能性。当我们得到 $P > 0.05$，认为差异无统计学意义，但有可能发生"存伪"的错误。所谓"人有悲欢离合，月有阴晴圆缺，此事古难全"。

第5章

t 检验

在前面的章节中，我们介绍了假设检验的基本思想，即"一分为二，灭其一"。t检验是假设检验的一种应用类型，是最基本的假设检验。那么什么是t检验呢？

t检验可以拆开为"t分布 + 假设检验"，是基于t分布的假设检验。大家还需了解一点，即统计学所说的t检验、F检验和χ^2检验，分别是利用t分布、F分布和χ^2分布的面积分布规律的检验。

前文讲过正态分布与标准正态分布，那么t分布又是从何而来的呢？t分布也是由正态分布转换而来的，本来想转换成标准正态分布，可是转换中发生意外，变成了一个"半成品"，我们称之为t分布。

t 分布，又称 Student *t* 分布，记作 $t \sim t(v)$，是由英国统计学家 Gosset 发现并以 Student 为笔名发表文章而为人所知的，主要用于小样本的研究。

在正态分布作为"万能分布"的时代，小样本是与统计精神相违背的，在这种情况下，*t* 分布并没有被外界理解和接受。直到 1923 年，即 Gosset 以笔名 Student 发表 *t* 分布后的 15 年，另一位著名统计学家 Fisher 在农业研究中，也发现了小样本研究的重要性，并编制了 *t* 分布表。自此以后 *t* 分布才被外界认可和推广。

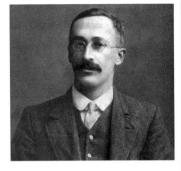

William Sealy Gosset
（1876.6.13–1937.10.16）

5.1 *t* 分布

t 分布是一种非常重要的小样本分布，我们以图 5.1 为例来介绍 *t* 分布是如何形成的。

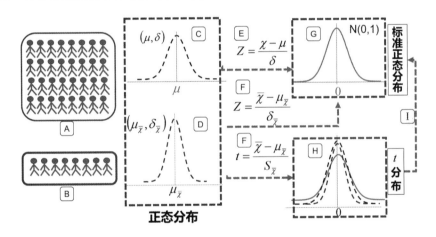

图 5.1 *t* 分布的产生

（1）图中 A 代表一个正态分布的总体，C 代表该总体的正态分布，E 代表 Z 代换，G 为代换后的标准正态分布。这条线路相信大家都能看懂，我们前面已经讲过正态分布和标准正态分布。

（2）图中 B 为从总体 A 中随机抽出的样本量为 *n* 的样本，并得到其样本均数。然后假设通过计算机在总体 A 中反复抽取 *m* 次（足够大）样本量为 *n* 的样本，得到 *m* 个样本均数，那么 *m* 个样本均数将会构成一个新的正态分布总体，即图中的 D。该分布也有自己的均数和标准差，因为其分布构成是以样本均数为单位的，而不是原始的检测值 *x*，因此其均数和标准差表达为 $(\mu_{\bar{\chi}}, \delta_{\bar{\chi}})$，那么理论上，该分布通过图中 F 的 Z 代换，也可以变成 G 标准正态分布。

（3）上述线路实际走不通，因为图 D 是假设通过从总体中若干次反复抽样，获得 $(\mu_{\bar{\chi}}, \delta_{\bar{\chi}})$，而在我们实际科研中，只抽一次样，获得一个样本均数和标准差。因此我们无法拿到样本均数的总体标准差（$\delta_{\bar{x}}$），于是我们就采用了样本均数的标准差（$S_{\bar{x}}$）进行了替代，采用图中F的公式进行变换。标准正态分布是条件非常苛刻的分布，差之毫厘，谬以千里，因为 $\delta_{\bar{x}}$ 和 $S_{\bar{x}}$ 存在本质的不同，因此该变换并没有变成标准正态分布，而变成一种以 y 轴为对称中心的尾巴翘得高高的分布（t 分布），即图中的H。这种替代后的变换，被称为 t 代换，代换后的分布就是 t 分布。

（4）t 分布的面积分布也有自己的规律，但不像标准正态分布，比如标准正态分布的中间95%曲线下面积对应的 Z 界值在 ±1.96 之间。因为 t 分布的分布形态是在变化的，所以其中间95%曲线下面积对应的 x 轴上的 t 值是变动的，但是可以用一个相同的符号表达 $t_{(0.05/2,\nu)}$，其中0.05/2是指双侧尾部面积为0.05，即中间95%，ν 为自由度，其值为抽样的样本量 $n-1$。

（5）t 分布形状是由其自由度决定的，当我们抽样的样本量越来越大时，t 分布的形状越来越接近于 Z 分布（标准正态分布），统计学上的研究发现，当我们抽样的样本量>50时，t 分布的形态基本和标准正态分布重合。因此当我们研究的样本量>50时，我们就通过图中I，近似地认为此时 t 分布就等同于 Z 分布，然后利用 Z 分布的面积分布规律进行统计研究。

自由度，即自由选择的余度，比如某班级有20名同学，松哥买了20个苹果请大家吃，请问第一个学生有选择的机会吗？肯定有；第19名同学有选择的机会吗？有，因为还剩2个苹果；那第20名同学还有选择的机会吗？没有，因为只剩1个苹果了。因此本例的自由度就是 20 − 1 = 19。

5.2　t 分布的设计类型

在科研过程中，我们利用 t 分布的面积分布规律，可以进行假设检验。四种常见的两总体比较类型如图5.2所示。

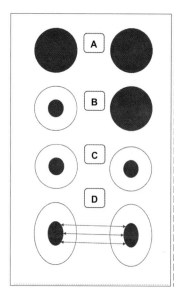

A：代表两个已知的总体，如已知清华大学学生身高 μ = 168cm，北京大学学生身高 μ = 170cm。

B：代表一个已知的总体和一个未知的总体，但其中有一个已知的样本，如已知清华大学学生身高 μ = 168cm，北京大学抽了一个学院，学院学生平均身高 = 169cm。

C：代表两个未知的总体，并且每个未知的总体中，均有一个已知的样本，如抽取清华大学一个学院的样本，学生平均身高 = 168cm，北京大学抽取一个学院的样本，学生平均身高 = 169cm。

D：代表两个有关联的未知的总体，每个总体中都有一个已知的样本，并且两个样本之间的个体是相关的，不是独立的，如为了解某降压药的疗效，选取20名高血压病人，治疗前测得20人平均血压 SBP = 158mmHg，治疗后20人的平均血压 SBP = 136mmHg。

图5.2　四种常见的两总体比较类型

图 5.2 中的四种情况，都是两个总体之间进行比较的，它们都需要进行假设检验吗？

正确的答案如下。

（1）情况 A 不需要进行假设检验，因为得到的是两个总体参数，均没有抽样，均没有发生抽样误差，所以多个参数比较，可以直接比较大小。

（2）情况 B 需要进行假设检验，因为虽然知道清华大学总体参数 $\mu = 168$cm，但北京大学得到的却是一个样本均数 =169cm，虽然 169 > 168，但是样本统计量与总体参数不可比，且样本统计量是抽样获得的，抽样必然会发生抽样误差，因此需要进行假设检验，同时，只知道一个样本，因此称之为单样本 t 检验。

（3）情况 C 两总体间比较也需要进行假设检验。因为总体参数均不知道，只知道两个样本均数，而样本均数是抽样而来的，是统计量，存在抽样误差。因为两个样本相互独立，所以优先考虑采用两独立样本 t 检验。

（4）情况 D 两总体参数不知，只知道两个样本均数，样本均数是统计量，存在抽样误差，因此需要进行检验，但两组数据之间存在关联，所以不能采用情况 C 的两独立样本 t 检验，而需要用配对样本 t 检验。

05章

5.3 单样本 t 检验

> **开悟故事**：有一个小学生，在一次学校的数学考试中只考了 74.2 分，回家之后他爸爸十分生气，上来就给了他一巴掌，以示惩罚。晚上班级群里，数学老师说："这次考试极其不理想，全班最高分就考了 74.2 分。"这个爸爸十分震惊，对自己的行为悔恨不已！
>
> 当然，成绩不是评价学生的唯一标准。这个故事是要告诉我们：不看个体，看群体，这样心里才有底。一定要知道，我们所获得的统计量，在它所来自的总体中，到底居于什么样的位置，这样做事就不会莽撞。

单样本 t 检验是单样本设计 + t 分布 + 假设检验。作为本书的第一个假设检验，下面用一个案例详细解读单样本 t 检验的具体流程。

➲ 案例实战

已知一般健康成年男子的脉搏均数 $\mu = 72.0$ 次 / 分，某医生在山区随机抽取了 25 名健康成年男子，得到样本均数 $\bar{x} = 74.2$ 次 / 分，标准差 $s = 5.0$ 次 / 分，问山区组健康成年男子脉搏均数与一般健康成年男子脉搏均数是否不同？

➲ 案例分析

（1）试验设计：本案例中已知一般健康成年男子的脉搏均数，但山区组健康成年男子脉搏均数未知，只知道其中一个 25 人的随机样本，并得到其样本统计量，样本均数 $\bar{x} = 74.2$ 次 / 分，

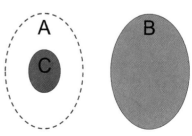

图 5.3 单样本 t 检验模式图

标准差 $s = 5.0$ 次/分。单样本 t 检验模式图如图5.3所示，我们可以简单理解为"一个半鸭蛋"，即一个已知的总体B和一个已知的样本C。

（2）t 分布：在山区组健康成年男子中，我们抽取了一个样本量为25的随机样本，因为只抽了一次，得到了样本均数为74.2次/分，这个时候还不能下结论，我们需要将这个74.2次/分放到其所在的分布中，从而确定其好坏和高低！因为本案例中我们无法获得总体的标准差，所以只能进行 t 分布的转换，要看74.2次/分变换到 t 分布中处于什么位置。

t 检验原理图如图5.4所示，如果74.2次/分通过 t 代换后对应的 t 值落入了图5.4中的A或C区域，因为A+C=0.05，那么 t 落入该区域就等于发生了小概率事件，而小概率事件在一次抽样过程中不会发生，因此该 t 代换的 H_0 假设就不可能成立，故而拒绝 H_0，接受 H_1；如果代换后 t 落入中间的B区域，B区域概率面积为0.95，是大概率事件，落入B区域是可以发生的，因此结论就不能拒绝 H_0。

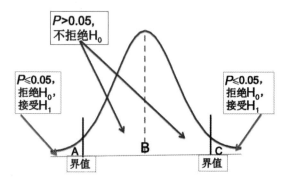

图5.4　t 检验原理图

（3）假设检验：为了与前面章节对应，我们采用假设检验章节的假设检验的步骤表来进行检验展示，如表5.1所示。t 分布图的结果解释如图5.5所示。

表5.1　假设检验的三大步和八小步

三大步			八小步		本案数据假设检验
第一大步	假设	一分为二	第1步	H_0 假设	H_0：$\mu_{山区}=\mu_{一般}=72.0$ 次/分
			第2步	H_1 假设	H_1：$\mu_{山区} \neq \mu_{一般}$
			第3步	检验水准	$\alpha = 0.05$（双侧检验）
第二大步	检验	灭其一	第4步	t	$t = \dfrac{\overline{x} - \mu}{S_{\overline{x}}} = \dfrac{74.2 - 72}{5/\sqrt{25}} = 2.2$
			第5步	df	$df = n - 1 = 25 - 1 = 24$，$t_{0.05/2,\,24} = 2.064$
			第6步	P	$t = 2.2 > 2.064$，故 $P < 0.05$
第三大步	结论		第7步	统计结论	山区组健康成年男子与一般健康成年男子脉搏均数差异有统计学意义
			第8步	专业结论	山区组健康成年男子脉搏均数要高于一般健康成年男子

备注：本例 $t_{0.05/2,\,24}=2.064$ 为查 t 界值表获得，通过统计软件可以直接得到 P 值，无须查表

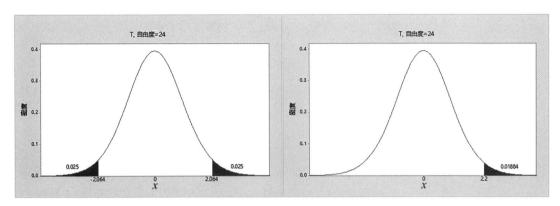

图 5.5　*t* 分布图的结果解释

在图 5.5 中，左右两部分均为自由度为 24 的 *t* 分布曲线，左侧曲线是双侧小概率事件的界值（± 2.064），阴影区域为小概率事件。右侧曲线是 $\bar{x} = 74.2$ 次 / 分的样本均数，经过 *t* 变换后，对应的 $t = 2.2$，其右侧阴影部分面积为 0.01884 < 0.05，为小概率事件，而小概率事件在一次抽样过程中是不可能发生的。因此 $t = 2.2$ 是不可能的，而在 *t* 变换的公式 $t = \dfrac{\bar{x} - \mu}{S_{\bar{x}}} = \dfrac{74.2 - 72}{5/\sqrt{25}} = 2.2$ 中，$\bar{x} = 74.2$ 次 / 分，$s = 5.0$ 次 / 分和样本量 $n = 25$，都是明确抽样得到的值，唯一一个假设的值就是 $H_0:\mu_{山区} = \mu_{一般} = 72.0$ 次 / 分，因此该假设不成立，拒绝该假设，灭其一，接受 H_1，认为山区组健康成年男子和一般健康成年男子脉搏均数不同。

如果将图 5.5 中的左右曲线合并，我们会发现 $t = 2.2 > 2.064$，故其对应的 *P* 值 < 0.05，然后根据 *P* 值下统计结论即可。

5.4　两独立样本 *t* 检验

两独立样本 *t* 检验，顾名思义，就是成组两独立设计 + *t* 分布 + 假设检验。成组两独立样本设计模式图如图 5.6 所示，就是在两个相互独立的总体中，各自随机抽取一个随机样本，并计算得到样本量、均数和标准差。现在我们比较两个总体之间差别有无统计学意义，其计算公式较为复杂，见式 5.1 ～ 式 5.4，大家尽量理解 *t* 检验的思想与设计类型，具体计算交给统计软件就好，下面我们从实战角度来剖析两独立样本 *t* 检验。

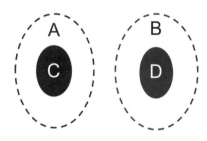

图 5.6　成组两独立样本设计模式图

$$t = \frac{\bar{x}_1 - \bar{x}_2}{S_{\bar{x}_1 - \bar{x}_2}} \qquad (式5.1)$$

$$S_{\bar{x}_1 - \bar{x}_2} = \sqrt{S_c^2\left(\frac{n_1 - n_2}{n_1 n_2}\right)} \qquad (式5.2)$$

$$S_{c}^{2} = \frac{\sum x_1^2 - \left(\sum x_1^2\right) \Big/ n_1 + \sum x_2^2 + \left(\sum x_2^2\right) \Big/ n_2}{n_1 + n_2 - 2} \qquad (\text{式}5.3)$$

$$S_{c}^{2} = \frac{(n_1 - 1)S_1^2 + (n_2 - 1)S_2^2}{n_1 + n_2 - 2} \qquad (\text{式}5.4)$$

➲ 案例实战

从40～59岁有肾脏囊肿和无肾脏囊肿的女性中分别随机抽取10人和12人,测定受试者尿素氮水平(mmol/L)见表5.2。试问有肾脏囊肿的女性尿素氮水平是否高于无肾脏囊肿的女性?(数据文件:data01.sav)

➲ 案例分析

(1)试验设计:本例是2个独立的研究组(无肾脏囊肿和有肾脏囊肿),统计学设计属于成组两独立设计。

(2)效应指标:本例为尿素氮水平(mmol/L),为数值变量。

(3)研究目的:本例研究目的为探讨有无肾脏囊肿对女性尿素氮水平是否有影响。

(4)研究对象:本例为40～59岁有肾脏囊肿和无肾脏囊肿的女性。受试对象的选择更具专业意义,对于统计而言,更关注试验设计类型和试验效应指标的类型。

(5)综合分析:本例应该优先考虑两独立样本 t 检验。注意,其应用条件为独立性、正态性和方差齐性。独立性由试验设计决定,本例符合。正态性由收集的数据决定,但两独立样本 t 检验对正态性要求不是很严格,即稍微有点偏态也可以。方差齐性要求严格,故两独立样本 t 检验必须做方差齐性检验。当不符合方差齐性条件时,可以考虑矫正或非参数检验的方法。

表5.2　40～59岁有肾脏囊肿和无肾脏囊肿的女性尿素氮水平(mmol/L)

无肾脏囊肿	4.05	4.18	5.93	4.3	2.41	5.6	6.61	2.98	5.93	4.18	4.05	3.62
有肾脏囊肿	4.54	4.63	3.64	5.07	6.44	5.62	6.14	4.81	6.42	5.35		

➲ 假设检验

按照我们前面假设检验的思路,统计分析过程如表5.3所示。表中公式计算的值由后面的软件实战产生。本案例之后,将不会再展示假设检验的"三大步和八小步"的分析过程,后续将注重软件的实战和结果解读。

表5.3　假设检验的三大步和八小步

三大步			八小步		本案数据假设检验
第一大步	假设	一分为二	第1步	H_0假设	H_0: $\mu_{无} = \mu_{有}$
			第2步	H_1假设	H_1: $\mu_{无} \neq \mu_{有}$
			第3步	检验水准	$\alpha = 0.05$(双侧检验)

续表

三大步		八小步		本案数据假设检验
第二大步	检验	灭其一	第4步　t	$t = \dfrac{\overline{x}_1 - \overline{x}_2}{s_{\overline{x}_1 - \overline{x}_2}}$
			第5步　df	$df = n_1 + n_2 - 2 = 20$，$t_{0.05/2,\ 20} = 2.086$
			第6步　P	$t = 1.619 < 2.086$，故 $P = 0.121 > 0.05$
第三大步	结论		第7步　统计结论	两组差异无统计学意义
			第8步　专业结论	尚不能认为40～59岁有无肾脏囊肿女性尿素氮水平有差异
备注：本例 $t_{0.05/2,\ 20} = 2.086$，为查 t 界值表获得，通过统计软件可以直接得到 P 值，无须查表				

➲ 软件实战

（1）双击打开 data01.sav 数据。

（2）菜单 - 分析 - 比较均值 - 独立样本 t 检验。

（3）t 检验窗口：将 BUN 放入检验变量框，将 Group 放入分组变量，并定义1和2。

（4）单击"确定"按钮，运行程序，展示分析结果，如图 5.7 所示。

组统计

	组别	个案数	平均值	标准 偏差	标准 误差平均值
尿素氮	无肾脏囊肿	12	4.4867	1.27395	0.36776
	有肾脏囊肿	10	5.2660	0.90848	0.28729

独立样本检验

		莱文方差等同性检验		平均值等同性 t 检验					
		F	显著性	t	自由度	Sig.（双尾）	平均值差值	标准误差差值	差值 95% 置信区间 下限 上限
尿素氮	假定等方差	1.248	0.277	-1.619	20	0.121	-0.77933	0.48139	-1.78350　0.22483
	不假定等方差			-1.670	19.601	0.111	-0.77933	0.46667	-1.75406　0.19539

图 5.7　两独立样本 t 检验结果

➲ 结果解读

两独立样本 t 检验统计分析结果解读步骤为"2表3步5个量"。

（1）2表：图 5.7 中上表为统计描述表，下表为假设检验结果表。

（2）3步：第一步看统计描述表，看两组的3个核心基本统计量（样本量、均数和标准差），主要看两组均数大小，以及各组标准差大小。

第二步看方差齐性检验，本例方差齐性检验 $F = 1.248$，$P = 0.277 > 0.05$，因此方差齐，适合进行方差分析。

第三步看两独立样本 t 检验结果，本例方差齐，因此选择上面一行结果，即 $t = 1.619$，$P = 0.121$。

（3）5个量：发表公开文章时，无特别要求的话，我们只要报告样本量、均数、标准差、t 值和 P 值即可。

结果表达

统计结果表达，要抓住"图表"二字，即我们可以做统计表或统计图。统计表展示如表5.4所示，统计图展示如图5.8所示。

表5.4　40～59岁有无肾脏囊肿的女性尿素氮水平比较（$\bar{x} \pm s$）

组别	样本量	尿素氮（mmol/L）	t	P
无肾脏囊肿	12	4.49 ± 1.27	1.619	0.121
有肾脏囊肿	10	5.27 ± 0.91		

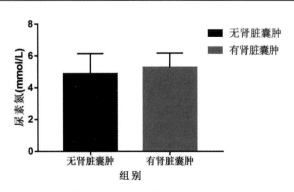

图5.8　40～59岁有肾脏囊肿和无肾脏囊肿的女性尿素氮水平比较

5.5　配对样本 t 检验

配对是指两个总体之间不再独立，配对设计的四种类型如图5.9所示。具体解释请参见统计设计章节，此处不再赘述。

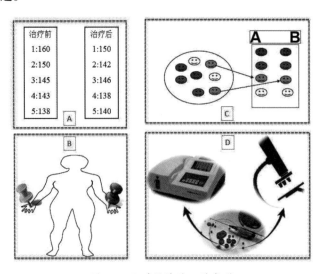

图5.9　配对设计的四种类型

● 案例实战

　　某医生采用某降压药治疗10名高血压病人，服药前后分别测量受试者的舒张压作为检测指标，数据如表5.5所示，请问该降压药是否具有降压效果？（数据文件：data02.sav）

表5.5　10名高血压病人服药前后舒张压情况（mmHg）

高血压病人	1	2	3	4	5	6	7	8	9	10
治疗前舒张压	130	124	136	128	122	118	116	138	126	124
治疗后舒张压	114	110	126	116	102	100	98	122	108	106

● 案例分析

　　（1）本例是对同一个监测点采用两种不同的检测方法，属于配对设计。

　　（2）检测检验的指标为数值变量。

　　（3）配对 *t* 检验条件：差值符合正态分布，轻微偏态也可以，本例假定符合，进行配对样本 *t* 检验；如果偏度较大，可以考虑非参数符号检验或符号秩和检验。

● 软件实战

　　（1）双击打开data02.sav数据库。

　　（2）菜单－分析－比较均值－成对样本 *t* 检验。

　　（3）成对样本 *t* 检验窗口：将新方法和旧方法放入检验框，构成对子，单击"确定"按钮，运行程序，查看结果。

● 结果解读

　　配对样本 *t* 检验结果判读，建议采用"3表3步7个量"，如图5.10所示。

　　（1）配对样本统计表：报告干预前后的样本量、均数和标准差；本例干预前均值为126.2mmHg，干预后降为110.2mmHg，主观感觉有下降趋势，但是需要进一步验证。

　　（2）配对样本相关性表：该表主要用于判定数据是否具有相关性，判定配对设计是否成功。本例 $r = 0.963$，$P = 0.000 < 0.05$，这支持了数据之间相关性的存在，验证了配对设计是成功的。

　　（3）配对样本检验表：给出干预前后的差值及标准差，以及检验统计量 $t = 16.181$ 和 $P = 0.000 < 0.05$ 值。

配对样本统计			平均值	个案数	标准 偏差	标准 误差平均值
配对 1	治疗前		126.200	10	7.08363	2.24004
	治疗后		110.200	10	9.30711	2.94317

配对样本相关性			个案数	相关性	显著性
配对 1	治疗前 & 治疗后		10	0.963	0.000

配对样本检验

		配对差值					*t*	自由度	Sig.（双尾）
		平均值	标准 偏差	标准 误差平均值	差值 95% 置信区间 下限	上限			
配对 1	治疗前 - 治疗后	16.0000	3.12694	0.98883	13.7631	18.2369	16.181	9	0.000

图5.10　配对样本 *t* 检验结果

⊃ 结果表达

经过配对样本 t 检验，发现治疗前后患者舒张压值变化有统计学意义，该干预措施具有降压作用，平均下降血压16.0mmHg。统计表展示如表5.6所示，统计图展示如图5.11所示。

表5.6　某降压药治疗前后舒张压及疗效（$\bar{x} \pm s$）

样本量	治疗前	治疗后	差值	t	P
10	126.20 ± 7.08	110.20 ± 9.31	16.00 ± 3.13	16.181	0.000

本例展示了四种统计图的表达方式，大家可以根据个人喜好选择。图中A为柱状图，数据符合正态分布时选用；B为箱式图，一般数据偏态分布时选用；C为散点图，当数据量不大时，可以清晰展示数据的分布；D为柱状图＋散点图，既有概括统计量信息，又有原始数据信息。

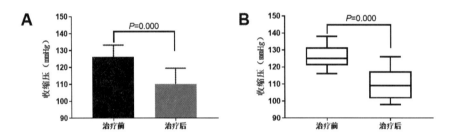

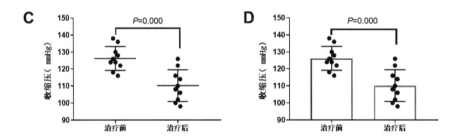

图5.11　某降压药治疗前后舒张压及疗效

第6章

方差分析

在前面的章节中，我们学习了 t 检验，并且知道 t 检验只能进行两个总体间总体均数的比较，但在实际科研过程中，多个总体之间比较是常事。那我们应该怎么办呢？如图6.1所示，三个总体A、B、C之间进行比较，这三个总体之间是否有差别呢？很多人是分别进行A和B比较、B和C比较、A和C比较，总共进行了三次假设检验。这貌似没有问题，可是我们知道，每一次进行假设检验都会发生统计学的错误，如果分三次比较，无形中会增大Ⅰ类误差发生的概率，从而超出我们事先规定的 $\alpha = 0.05$ 的水平。

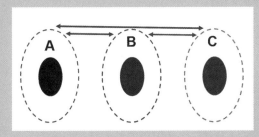

图6.1　多个总体比较

那么对于多个总体之间均数的比较，我们可以怎么做呢？这就是本章要讲解的方差分析（Analysis of Variance，ANOVA）。

6.1 方差分析基本思想

方差分析是由英国统计与遗传学家，现代统计科学的奠基人之一Ronald Aylmer Fisher提出的，其思想的核心就是对总体变异进行分解，对初学者而言，这种思想不太容易理解，简单来说，方差分析的核心思想就是"拆分－转换－比较"，简称"拆－转－比"。

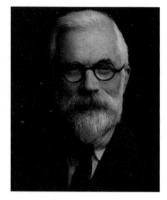

R. A. Fisher（1890—1962）

下面我就带大家去理解方差分析的基本思想。统计的学习，一定要理解统计方法的思想，这就是统计学的"道"。

我先虚构一个案例，让大家理解方差分析的思想，然后我再用一个极端的案例，去解释或证明变异是如何被分割的。

某研究者想研究市面上两种补钙产品是否有效，购买了同一批试验大鼠15只，随机分成三组，每组5只，如图6.2所示。经过对大鼠的骨质密度的检测，发现第一组的均数 mean1 = 8.0，第二组的均数 mean2 = 8.1，第三组的均数 mean3 = 7.9，全部15只大鼠的总均数为8.0。

以第三小组为例，第三组的均数 mean3 = 7.9，但这并不是每一只大鼠骨质密度都是7.9，而是围绕7.9上下波动，这种差异或变异被称为组内变异，主要由个体变异（抽样误差）造成的，而个体变异一般都不会太大。第一组和第二组也是一样的道理。

同时，我们发现每组均数与总体15只的总均数8.0也相差不大。因为这个时候仅仅是随机分组，各组并没有添加任何干预措施，所以每组均数与总体均数之间的差异（称为组间差异）也仅由个体变异（抽样误差）导致。此时如果用组间的变异去除以组内的变异，我们发现这个比值应该约等于1。

随机分组检测骨质密度之后，研究者分别对各组添加不同干预措施，第一组作为对照组正常饮食添加生理盐水；第二组正常饮食添加补钙产品A；第三组正常饮食添加补钙产品B。三个月之后，再次检测各组大鼠的骨质密度，发现第一组均数依旧为 mean1 = 8.0，第二组均数 mean2 = 11.0，第三组均数 mean3 = 15.0，而全部15只大鼠的总均数约为11.3，如图6.3所示。

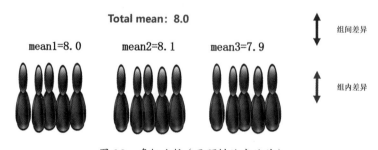

图6.2　多组比较（干预措施实施前）

此时我们依旧以第三小组为例，mean3 = 15.0并不意味着每一只大鼠的骨质密度都是15.0，而是围绕15.0上下波动，这种波动依旧是由个体变异导致的，因为第三小组全部5只大鼠所受的干预措施是一样的。同理，第一小组和第二小组组内的变异也都是由个体变异导致的。

　　然而，第一组均数 mean1 = 8.0，第二组均数 mean2 = 11.0，第三组均数 mean3 = 15.0 与总均数 11.3 之间的差别，已经远远超出三个月前分组时的情况。这是为什么呢？这是因为三个月后的组间的差别，除了个体变异，还包括干预因素作用的不同所导致的差别。此时，如果用组间变异去除以组内变异，得到的比值将会远远大于 1。这说明组间变异将远大于组内变异，这就暗示了组间干预措施将发挥较大的作用，说明了这几种干预措施对效应指标的不同。

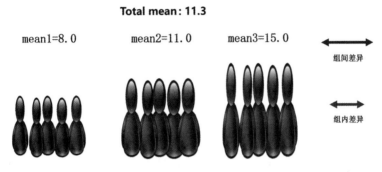

图 6.3　多组比较（干预措施实施后）

　　如果用一个公式来表达，那就如图 6.4 所示。该比值若远大于 1，说明干预措施导致的变异很大，干预措施在发挥作用；如果比值约等于 1，说明干预措施导致的变异近似为 0，干预措施对研究结局指标无影响。

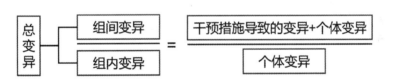

图 6.4　方差分析思想公式

　　方差分析中的"拆 – 转 – 比"拆分的是离均差平方和（Sum of Square，SS）和自由度（degree of freedom，df），即 $SS_{总} = SS_{组间} + SS_{组内}$，同时 $df_{总} = df_{组间} + df_{组内}$。$SS$ 是我们前面研究数值变量离散趋势时使用的描述指标，当时说到该指标有一个缺点就是没有考虑样本量的影响，因此它不便于直接用于组间比较。

　　在方差分析中，SS 拆分之后，SS 组间和 SS 组内是不可以直接比较的，因为它们的自由度是不同的。因此，我们分别用 $SS_{组间}/df_{组间}$，$SS_{组内}/df_{组内}$，就变成了组间方差（$MS_{组间}$）和组内方差（$MS_{组内}$），而方差因为消除了自由度的影响，具有了可比性，因此方差分析就是组间方差和组内方差的比值，其比值就是 F，为什么用 F 呢？因为是 Fisher 发明的！F 值的具体计算公式为：$F = MS_{组间}/MS_{组内}$。

　　获得 F 值之后，大家可以想想我们前面学习的 t 检验，当得到 t 值之后，我们找到对应的 t 分布，

去查该 t 分布的小概率事件的界值，然后比较检验得到的 t 值与该 t 分布的小概率事件的界值的大小，从而得出拒绝 H_0 或者不能拒绝 H_0 的结论。

我们得到 F 检验值之后，也要查询 F 界值表，根据查询结果，做出拒绝或者不拒绝 H_0 的结论。其实统计学检验的套路基本一样！F 分布界值判断图如图 6.5 所示，在 F 分布界值判断图中，如果我们检验得到的 F 值，大于查表得到的界值 F_a，对应的概率 $P \leq 0.05$，则拒绝 H_0，接受 H_1，认为多个总体均数之间差别有统计学意义；如果 $P > 0.05$，则得出不能拒绝 H_0 的结论，认为多个总体均数之间的差别不具有统计学意义。

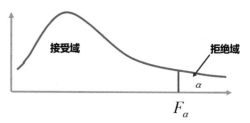

图 6.5　F 分布界值判断图

所有方差分析结果，最终都会给出一张方差分析表，在这张表中，暗含着方差分析的思想，不同设计类型的方差分析表略有不同，表 6.1 展示的是单因素设计方差分析结果表，大家能够看明白即可，具体的实现后面我会用统计软件演示给大家看。

表6.1　单因素设计方差分析结果展示表

变异来源	SS（离均差平方和）	df（自由度）	MS（方差）	F	P
总变异	$SS_{总}$	$df_{总} = (n-1)$			F 值对应 F 分布上的 P 值
组间变异	$SS_{组间}$	$df_{组间} = (K-1)$	$MS_{组间} = SS_{组间}/df_{组间}$	$F = MS_{组间}/MS_{组内}$	
组内变异	$SS_{组内}$	$df_{组内} = (n-K)$	$MS_{组内} - SS_{组内}/df_{组内}$		
思想	拆分		转换	比较	
注：n 为总样本量，K 为处理组数					

通过上面虚构的案例，大家或许已经理解了方差分析的思想，就是将总的变异进行拆分，拆为组间变异和组内变异，然后用组间变异去除以组内变异。但是大家可能还有一个困惑，那就是为什么 $SS_{总} = SS_{组间} + SS_{组内}$ 呢？下面我就用一个极端的小案例，来验证这个过程。

假设有三组数据，分别如下。问三组数据所代表的总体间是否有差异？

A：1、2、3；mean1 = 2

B：4、5、6；mean2 = 5

C：7、8、9；mean3 = 8

三组数据的总均数 Total mean = 5.0。

我们先来看总的离均差平方和（$SS_{总}$）。

$SS_{总} = \Sigma(x-\bar{x})^2 = (1-5)^2 + (2-5)^2 + (3-5)^2 + (4-5)^2 + (5-5)^2 + (6-5)^2 + (7-5)^2 + (8-5)^2 + (9-5)^2$ = 60。此式中的均数为全部数据的总均数。

然后再看组内离均差平方和（$SS_{组内}$）。

$SS_{A组内} = \Sigma(x-\bar{x})^2 = (1-2)^2 + (2-2)^2 + (3-2)^2 = 2$，此式中 $\bar{x}$ 为 A 组均数。

$SS_{B组内} = \Sigma(x-\bar{x})^2 = (4-5)^2 + (5-5)^2 + (6-5)^2 = 2$，此式中 $\bar{x}$ 为 B 组均数。

$SS_{\text{C组内}} = \Sigma(x - \bar{x})^2 = (7-8)^2 + (8-8)^2 + (9-8)^2 = 2$，此式中 $\bar{x}$ 为 C 组均数。

$SS_{\text{组内}} = SS_{\text{A组内}} + SS_{\text{B组内}} + SS_{\text{C组内}} = 2 + 2 + 2 = 6$。

$SS_{\text{组间}} = \Sigma n(\bar{x} - \bar{\bar{x}})^2 = 3 \times (2-5)^2 + 3 \times (5-5)^2 + 3 \times (8-5)^2 = 54$，此式中前面的均数 $\bar{x}$ 为每小组的均数，后面均数 $\bar{\bar{x}}$ 为全部数据的总体均数。

最终会发现 $SS_{\text{总}} = SS_{\text{组间}} + SS_{\text{组内}}$，即 $60 = 54 + 6$。很多初学者对上述公式基本能理解，但是对 $SS_{\text{组间}}$ 为什么会乘以 3 表示不解。注意，这里并不是指每一个样本均数与总均数之间的离均差平方和。这里依然是计算每一组个案与总体均数之间的离均差平方和，而算组内离均差平方和时，每组数据都是以自身数据形式出现的，但是算组间离均差平方和时，均只能以该组的均数形式出现，故会出现 3 次，因此需要乘以 3。

如果还不能理解，那么可以举个例子，比如你参加单位的联欢晚会，你会怎么介绍自己呢？可以说"大家好，我是×××"。但是如果是不同单位的联欢会，该怎么介绍呢？可以说"大家好，我是来自××单位的×××"，即同组内你是以自己本身形式出现的，而组间比较，你自己本身无意义，而是以你所在组的形式出现的。证明了 $SS_{\text{总}} = SS_{\text{组间}} + SS_{\text{组内}}$，接下来，我们正式学习以下几种方差分析。

6.2 单因素设计方差分析

单因素设计方差分析（one-way ANOVA），顾名思义，该设计只研究一个因素，但这个因素包括 3 个及以上的水平。如果包括 2 个水平，那就该考虑 t 检验了。单因素设计方差分析是两独立样本 t 检验的扩大。单因素设计的模式图有以下两种。 **06章**

一是在 K 个未知的总体中，我们只知道 K 个已知的样本，我们欲通过这些已知的样本对未知的总体参数进行比较，如图 6.6 所示。例如，三个地区的大学生肺活量比较，三个地区的大学生是 K 个未知的总体（此处 $K = 3$），现在每个地区随机抽取一个样本，通过已知的样本去进行三个地区参数之间的比较。

二是在选取的受试对象中，随机分组分成 K 组，每组接受不同的处理，然后比较不同处理之间是否有差异，如图 6.7 所示。

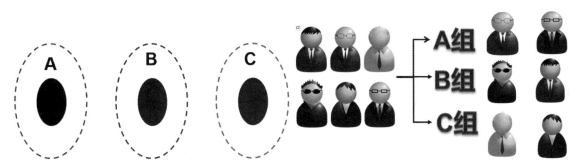

图 6.6 单因素设计（属性为 K 分组）　　　　图 6.7 单因素设计（随机分为 K 分组）

知道了方差分析思想（拆－转－比），明白了单因素试验设计（完全随机试验设计），我们就来看一个案例实战。

⊃ 案例实战

观察某中药降脂片对高脂血症大鼠丙二醛（MDA）的影响，40只高脂血症大鼠被随机分为对照组、低剂量组、中剂量组和高剂量组，用药20天后，测定对照组和各试验组大鼠MDA的变化，结果如表6.2所示。试分析，各组大鼠MDA含量有无差异？（数据文件：data6.1.sav）

表6.2 不同剂量中药降脂片对高脂血症大鼠MDA的影响（mmol/L）

高剂量组	中剂量组	低剂量组	对照组
6.35	7.24	7.38	8.14
6.27	7.20	7.47	8.10
6.33	7.22	7.42	8.12
6.29	7.18	7.49	8.16
6.31	7.17	7.48	8.13
6.40	7.21	7.43	8.14
6.35	7.18	7.40	8.12
6.30	7.22	7.48	8.10
6.28	7.19	7.41	8.13
6.36	7.23	7.44	8.20

⊃ 案例解析

（1）本例选取同质的40只高脂血症大鼠，随机被等分为4组，每组10只，然后分别接受不同的干预措施，试验设计为完全随机设计。

（2）三要素角度：不同剂量的中药降脂片为干预措施，高脂血症大鼠为受试对象，MDA为效应指标，MDA为数值变量。

（3）本例优先考虑单因素设计方差分析，该分析应该满足独立性、正态性和方差齐性。独立性是试验设计决定的，本例完全随机分组，组间是独立的。正态性和方差齐性需要对数据进行分析才能决定。但是对正态性的要求不高，近似正态或轻度偏态方差分析是可以耐受的。

⊃ 实战步骤

方差分析依然属于假设检验，同样有三大步和八小步。

第一大步：假设（H_0、H_1和α）。

H_0：$\mu_1 = \mu_2 = \mu_3 = \mu_4$（各处理组MDA总体均数相等）

H_1：μ_1、μ_2、μ_3、μ_4（各处理组MDA总体均数不等或不全等）

$\alpha = 0.05$

第二大步：检验（F、df 和 P）。

SPSS 软件实现步骤如下。

（1）打开数据文件 data6.1.sav。

（2）分析 – 比较均值 – 单因素 ANOVA 检验，弹出单因素 ANOVA 功能窗口。

（3）选变量：将 MDA 放入因变量框，将 Group 放入因素框。

（4）设参数：单击"选项"按钮，勾选"描述"和"方差齐性检验"，单击"继续"按钮。

（5）单击"确定"按钮，运行程序，查看结果。

第三大步：结论（统计结论和专业结论）。

本例方差齐性检验，$F = 1.727$，$P = 0.179$，按照大同小异的判断口诀，$P > 0.05$，因此各组总体方差相同，符合方差分析条件。统计分析主要看 2 个表（统计描述表和 F 检验表），获取 5 个量（样本量、均数、标准差、F 和 P），如图 6.8 和图 6.9 所示。

描述							
mmol/L							
					平均值的 95% 置信区间			
	个案数	平均值	标准 偏差	标准 错误	下限	上限	最小值	最大值
高剂量组	10	6.3240	0.04115	0.01301	6.2946	6.3534	6.27	6.40
中剂量组	10	7.2040	0.02366	0.00748	7.1871	7.2209	7.17	7.24
低剂量组	10	7.4400	0.03830	0.01211	7.4126	7.4674	7.38	7.49
对照组	10	8.1340	0.02951	0.00933	8.1129	8.1551	8.10	8.20
总计	40	7.2755	0.65607	0.10373	7.0657	7.4853	6.27	8.20

图 6.8　各组统计描述表

图 6.8 中主要获取 3 个量：个案数、平均值和标准差。这 3 个量发表公开文章时要呈现。同时适当关注标准差相对于均数的大小，一般标准差小于均数的三分之一，则可以不考虑正态性的问题。如果标准差接近均数或比均数大，则暗示可能分布偏的较多，采用均数和标准差进行描述不合适，可以采用中位数和四分位数间距表示，并不能采用方差分析。

ANOVA					
mmol/L					
	平方和	自由度	均方	F	显著性
组间	16.745	3	5.582	4863.16	0.000
组内	0.041	36	0.001		
总计	16.787	39			

图 6.9　ANOVA 检验结果

图 6.9 为 ANOVA 检验结果，完美演示了"拆 – 转 – 比"的思想，图中主要获取了 F 值和 P 值，在本例中，$F = 4863.16$，$P = 0.000$。

⊃ **统计结论**

（1）统计结论：按照 $\alpha = 0.05$ 的检验水准，$P < 0.05$，因此拒绝 H_0，接受 H_1，不同处理组 MDA 总体均数间差异具有统计学意义。

（2）专业结论：结合表中的均数，可以看出中药降脂片对高脂血症大鼠的MDA有下降作用。

⊃ 结果表达

采用单因素设计方差分析，$F = 4863.16$，$P = 0.000$，中药降脂片对高脂血症大鼠的MDA有下降作用，如表6.3所示。

表6.3　不同剂量中药降脂片对高脂血症大鼠MDA的影响（$\bar{x} \pm s$）

组别	n	MDA（mmol/L）	F	P
高剂量组	10	6.324 ± 0.041		
中剂量组	10	7.204 ± 0.024	4863.16	0.000
低剂量组	10	7.440 ± 0.038		
对照组	10	8.134 ± 0.030		

⊃ 统计思考

（1）通过统计分析，暂且得到各组的总体均数不等或不全等。但是对于这4组到底是全部不等还是哪几组之间不等是不知道的。因此，还需要进一步进行事后两两比较。

（2）SPSS统计分析 $P = 0.000$，不代表 $P = 0$，只是小数点后三位为0，此时如果用鼠标双击表中任何一个数值，那么都会显示该数值的真实大小。

6.3　随机区组设计方差分析

随机区组设计方差分析又称配伍组设计方差分析。我们在前面学过两独立样本 t 检验，但当组数 $K \geqslant 3$ 时，只能用单因素设计方差分析；而配比设计时，当配比的受试对象为2个时，就叫作配对，如果研究变量为数值变量，则优先考虑配对样本 t 检验，如果配比的受试对象数 $K \geqslant 3$ 时，则称为配伍组设计，研究变量为数值变量，则采用配伍组设计方差分析。

配伍组设计方差分析模式图与配对设计模式图相对应，也有四种情况，如图6.10和图6.11所示。

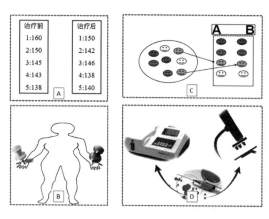

图6.10　配对设计模式图

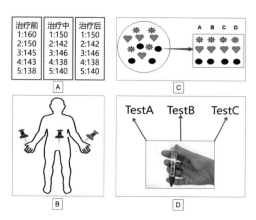

图6.11　配伍组设计模式图

图6.10所示的配对设计模式前面已讲过，此处不再介绍，仅作对比。图6.11所示的配伍组设计模式包括A干预前中后、B同体多部位、C条件K配比和D同物多法测。其中，C为多个受试对象匹配，A、B和D都是对同一个受试对象或样本进行检测。

配伍组设计与单因素设计的区别在于多考虑了一个区组因素，在变异分解时，将会多分出一个区组的部分。具体变异分解及方差分析结果展示表如表6.4所示。表格相对于单因素设计方差分析，多分解出区组间导致的变异部分，并且最终可以计算出两个F值（$F_{处理}$和$F_{区组}$）和两个P值，根据这两个P值，分别判定处理因素和区组因素是否在发挥作用。

表6.4　配伍组设计变异分解及方差分析结果展示表

变异来源	SS	df	MS	F	P
总变异	$SS_{总}$	$df_{总}=(n-1)$			
处理组间变异	$SS_{处理间}$	$df_{处理间}=(k-1)$	$MS_{处理组间}=SS_{组间}/df_{组间}$	$F_{处理}=MS_{处理组间}/MS_{组内误差}$	$P_{处理}$
区组间变异	$SS_{区组间}$	$df_{区组间}=(b-1)$	$MS_{区组间}=SS_{区组间}/df_{区组间}$	$F_{区组}=MS_{区组间}/MS_{组内误差}$	$P_{区组}$
组内误差变异	$SS_{组内}$	$df_{组内}=(b-1)(k-1)$	$MS_{组内}=SS_{组内}/df_{组内}$		
注：n为总样本量，K为处理组数，b为区组数					

看到这里大家应该能够理解，为什么我们前面学习的完全随机设计方差分析又称为单因素设计方差分析，因为只能研究一个因素。而我们现在学习的随机区组设计的方差分析能够研究两个因素。接下来，我再结合一个案例进行讲解。

⊃ **案例实战**

研究不同剂量华蟾素对裸鼠肝癌移植瘤的抑瘤效果，取8窝不同种系的裸鼠，每窝4只，将其随机分配到对照组和华蟾素三个不同剂量组；对照组腹腔每日注射生理盐水（0.2ml/只），华蟾素低、中、高三个剂量组分别腹腔每日注射2.5、5.0、7.5华蟾素（单位：ml/kg），用药21天后处死各组裸鼠，剥离瘤体并称重，结果如表6.5所示。试分析不同剂量的华蟾素对裸鼠肝癌移植瘤的抑瘤效果是否相同。（数据文件：data6.2.sav）

表6.5　各组裸鼠肝癌移植瘤重量（g）

裸鼠种系	华蟾素剂量（ml/kg）			对照组	合计
	低剂量组	中剂量组	高剂量组		
A	9.32	7.25	4.13	11.46	32.16
B	8.24	6.41	4.85	12.33	31.83
C	6.08	6.34	5.01	11.09	28.52
D	9.15	5.47	5.24	12.01	31.87
E	7.26	7.84	3.84	10.51	29.45
F	9.35	5.32	3.76	10.6	29.03

续表

裸鼠种系	华蟾素剂量（ml/kg）			对照组	合计
	低剂量组	中剂量组	高剂量组		
G	7.66	7.24	3.84	12.05	30.79
H	9.55	6.12	3.26	14.00	32.93
合计	66.61	51.99	33.93	94.05	246.58

➲ **案例解析**

（1）本例取不同种系的8窝裸鼠，每窝4只，这属于配伍组设计中的C型，即条件K配比。8窝代表8个区组，每个区组有4个受试对象，然后随机化分配到4个处理组。

（2）本例可以研究不同剂量华蟾素对裸鼠肝癌移植瘤重量是否有影响，同时也可以研究不同区组间肝癌移植瘤重量是否有差异。

（3）三要素考虑：干预因素是不同剂量华蟾素，受试对象为有肝癌移植瘤的裸鼠，试验效应指标为肝癌移植瘤重量，其为数值变量。

（4）综合考虑：本例优先考虑随机区组设计方差分析。

➲ **实战步骤**

我们继续按照三大步和八小步进行演示。

第一大步：假设（H_0、H_1和α）。

处理组：

H_0：$\mu_{模型}=\mu_{低剂量}=\mu_{中剂量}=\mu_{高剂量}$（各处理组总体均数相等）

H_1：$\mu_{模型}$、$\mu_{低剂量}$、$\mu_{中剂量}$和$\mu_{高剂量}$（各处理组总体均数不等或不全等）

区组：

H_0：$\mu_1=\mu_2=\mu_3=\cdots\cdots\mu_8$（各区组总体均数相等）

H_1：μ_1、μ_2、μ_3、$\cdots\cdots$、μ_8（各区组总体均数不等或不全等）

$\alpha=0.05$

第二大步：检验（F、df和P）。

SPSS软件实现步骤如下。

（1）分析–一般线性模型–单变量，弹出单变量功能窗口。

（2）选变量：将移植瘤重量放入因变量框，将处理组和区组放入固定因素框。

（3）设参数：单击"模型"按钮，勾选构建项，将区组和处理组放入模型框中并单击"继续"按钮；单击"作图"按钮，将处理组和区组分别放入水平轴，然后单击"添加"按钮；单击"事后比较"按钮，勾选"SNK法"。单击"选项"按钮，勾选"描述统计"，然后单击"EM均值"按钮，将区组和处理组放入平均值框。

（4）单击"确定"按钮，运行程序，查看结果。

第三大步：结论（统计结论和专业结论）。

配伍组方差分析结果如图6.12所示。

（1）统计结论：$F_{区组} = 0.583$，$P = 0.762$，$P > 0.05$，按照$\alpha=0.05$的检验水准，尚不能拒绝H_0，还不能认为不同区组裸鼠肝癌移植瘤重量有差别；$F_{处理组} = 70.232$，$P = 0.000$，按照$\alpha=0.05$的检验水准，$P < 0.05$，因此拒绝H_0，接受H_1，不同处理组裸鼠肝癌移植瘤重量差异有统计学意义。

（2）专业结论：裸鼠窝别因素对移植瘤的重量无实质性影响；不同剂量华蟾素对移植瘤重量有抑制作用，高剂量华蟾素抑制移植瘤效果最好。

图6.13和图6.14为各区组与处理组统计量描述，因为不同区组差异无统计学意义，因此在SPSS分析结果中，只关注不同处理组的结果即可。不同处理组间两两比较结果如图6.15所示，结果可见4个处理组分别属于4个不同的亚组，说明4组之间全部两两之间差异有统计学意义。

主体间效应检验

因变量：移植瘤重量

源	III 类平方和	自由度	均方	F	显著性
修正模型	246.695a	10	24.669	21.478	0.000
截距	1900.05	1	1900.05	1654.21	0.000
处理组	242.009	3	80.670	70.232	0.000
区组	4.686	7	0.669	0.583	0.762
误差	24.121	21	1.149		
总计	2170.87	32			
修正后总计	270.816	31			

a. R方 = 0.911（调整后 R 方 = 0.869）。

图6.12　配伍组方差分析结果

1. 区组

估算值

因变量：移植瘤重量

区组	平均值	标准误差	95% 置信区间 下限	95% 置信区间 上限
1	8.040	0.536	6.926	9.154
2	7.958	0.536	6.843	9.072
3	7.130	0.536	6.016	8.244
4	7.967	0.536	6.853	9.082
5	7.363	0.536	6.248	8.477
6	7.258	0.536	6.143	8.372
7	7.698	0.536	6.583	8.812
8	8.233	0.536	7.118	9.347

图6.13　区组统计描述

2. 华蟾素

估算值

因变量：移植瘤重量

华蟾素	平均值	标准误差	95% 置信区间 下限	95% 置信区间 上限
对照组	11.756	0.379	10.968	12.544
低剂量组	8.326	0.379	7.538	9.114
中剂量组	6.499	0.379	5.711	7.287
高剂量组	4.241	0.379	3.453	5.029

图6.14　处理组统计描述

移植瘤重量

S-N-K a,b

华蟾素	个案数	子集 1	2	3	4
高剂量组	8	4.2413			
中剂量组	8		6.4988		
低剂量组	8			8.3263	
对照组	8				11.7563
显著性		1.000	1.000	1.000	1.000

将显示齐性子集中各个组的平均值。
基于实测平均值。
误差项是均方（误差）= 1.149。
a. 使用调和平均值样本大小 = 8.000。
b. Alpha = 0.05

图6.15　不同处理组间两两比较结果

○ **结果表达**

随机区组设计方差分析，虽然考虑了2个因素，但是并不研究2个因素之间的交互作用。因此只考虑各因素的主效应即可。

统计结果的表达方式主要有统计表法和统计图法。统计表对于数值变量来说，通常包括5个统计量，即样本量、均数、标准差、F和P，这种方式呈现的结果展示更加精确；统计图则是对统计表中统计量的图形展示，这种方式呈现的结果更加形象直观，可读性较强。

本例结果若采用统计表法，如表6.6和表6.7所示。

表6.6　不同区组裸鼠肝癌移植瘤重量比较（$\bar{x}\pm s$）

区组	例数	移植瘤重量（g）	F	P
1	4	8.040 ± 0.536		
2	4	7.958 ± 0.536		
3	4	7.130 ± 0.536		
4	4	7.967 ± 0.536	0.583	0.762
5	4	7.363 ± 0.536		
6	4	7.258 ± 0.536		
7	4	7.698 ± 0.536		
8	4	8.233 ± 0.536		

表6.7　不同剂量华蟾素抑瘤效果比较（$\bar{x}\pm s$）

处理组	例数	移植瘤重量（g）	F	P
对照组	8	11.756 ± 0.379[a]		
低剂量组	8	8.326 ± 0.379[b]	70.232	0.000
中剂量组	8	6.499 ± 0.379[c]		
高剂量组	8	4.241 ± 0.379[d]		
注：a、b、c、d字母不同，代表组间两两比较差异有统计学意义				

本例结果采用统计图法，如图6.16和图6.17所示。

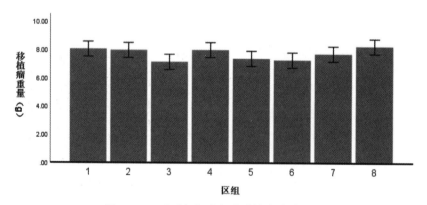

图6.16　不同区组裸鼠肝癌移植瘤重量比较

　　对于两种结果展示方式，大家只需要根据个人喜好选择一种进行文章撰写就可以了。但是统计表的结果，对于读者来说，信息量更大，读者可以根据表中的数据进行二次研究或对于文献的结果进行慎重参考。而统计图虽然形象直观，视觉冲击力大，但对数据信息进行了压缩。

　　在科学研究过程中，对于基线资料基本是采用统计表进行展示的，对主要或重点研究结果可以采用统计表或统计图展示。在会议报告PPT展示时，统计图的效果明显优于统计表。

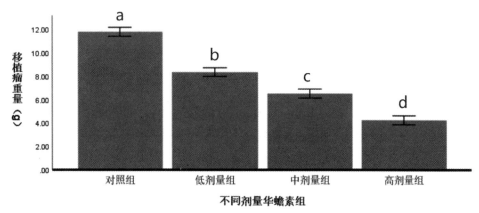

图6.17 不同剂量华蟾素抑瘤效果比较

（图中a、b、c、d字母不同，代表组间两两比较差异有统计学意义）

➲ 统计思考

（1）随机区组设计是不考虑交互作用的，即不考虑区组因素与不同剂量之间的相互影响。如果考虑交互作用，则应该采用析因设计、正交设计或均匀设计。

（2）随机区组设计，每个单元只有一个研究对象，因此无法做方差齐性检验。

（3）本例区组无差异 $P > 0.05$，处理组有差异 $P < 0.05$。这样的结果到底是理想还是不理想呢？很多人认为区组 $P > 0.05$ 无差异，不太理想。其实这个案例的结果是非常理想的。为什么呢？首先，处理组有差异，说明华蟾素是有抑制肿瘤生长作用的；其次，不同区组无差异，即表明肿瘤生长不受窝别的影响。如果两者都有影响，我们则需要考虑影响之间有无交互作用。

（4）如果方差分析总体有差异，那么我们通常需要进行事后检验来比较各组之间的差异。在统计表中展示事后检验的结果时，可以采用符号法或字母法。符号法通常是在各组均数±标准差的右上角添加特定的符号（如*、#），并在表底部给出相应的注释，来说明这些符号分别代表与哪些组比较时 $P \leqslant 0.05$ 或者 $P \leqslant 0.01$。字母法则是在各组右上角添加不同的字母（如a、b、c、d），相同字母表示组间差异无统计学意义，不同字母则表示组间差异有统计学意义。

（5）在统计图的展示方面，对于符合正态分布的数据，柱状图是一个常用的选择。对于不符合正态分布的数据，箱式图则更合适。当组数不多时，可以使用划线法来比较不同组之间的差异，并在线上标注 $P \leqslant 0.05$ 或者 $P \leqslant 0.01$。然而，当组数较多时，划线法可能会导致图形过于复杂，此时采用字母法则可以更清晰地展示各组之间的差异。

（6）方差分析的事后比较方法确实多种多样，SPSS软件提供了18种不同的方法。其中，在方差齐性的情况下有14种方法可供选择，而在方差不齐时，虽然提供了4种方法，但由于方差不齐时通常不建议采用方差分析，因此这些方法在实际应用中较少使用。在选择事后比较方法时，应根据数据的具体情况和研究目的来做出合适的选择。

6.4 析因设计方差分析

作为一本统计学入门教程，原本打算在介绍配伍组设计后就结束的，但统计学的复杂性促使我认识到，除了考虑单个因素不同水平之间的差别，还需深入探讨因素与因素之间的交互作用。交互作用，作为因素间的一种常见现象，是指一个因素各水平间的反应量差异随着其他因素不同水平的变化而发生变化。这种交互作用的效应能够衡量一个因素不同水平效应的变化如何依赖另一个或几个因素的水平。当交互作用存在时，单独研究某个因素的作用是不全面的，必须考虑另一个因素的不同水平来评估该因素的作用大小，这就是简单效应。

虽然交互作用的概念可能初次接触时有些难以理解，但通过日常生活中的例子来类比会更容易理解。比如你工作的积极性在领导在场和不在场时是否有所不同。

统计学中研究交互作用的方法有很多，如析因设计、正交设计和均匀设计等。在这里，我们将重点介绍析因设计。析因设计是一种多因素、多水平、全面组合的设计方法，尽管其考虑全面，但由于需要较大的样本量，因此在实际应用中，通常建议研究的因素数量不超过3个，每个因素的水平数以2～3个为宜。以研究3个因素，每个因素3个水平为例，需要研究的组数将达到3×3×3=27组，这对于样本量的需求会相对较高。为了更直观地说明，接下来将通过演示一个2×2的析因设计来介绍该方法，即研究2个因素，每个因素2个水平。

⊃ 案例实战

某研究者研究两种药物A、B对红细胞增加数的影响，采用2×2析因设计，选取了20只试验鼠进行了试验，获得试验效应数据，问A、B两种药物对红细胞增加有无作用？A、B因素之间有无交互作用？（数据文件：data6.3.sav）

表6.8 A、B两种药物对红细胞作用数据

A药	B药		A药	B药	
	用	不用		用	不用
用	2.1	1.3	不用	0.9	0.8
	2.2	1.2		1.1	0.9
	2.0	1.1		1.0	0.7
	1.9	1.3		1.1	0.6
	2.3	1.2		0.8	0.5

⊃ 案例解析

（1）本例研究2个因素A药和B药，分别有用和不用两个水平，全面组合，共构成4个单元，即4组。

（2）干预因素有2个，试验效应指标为红细胞增加数，为数值变量资料。

⊃ **实战步骤**

（1）调用单变量：案例数据data6.3.sav，菜单分析－一般线性模型－单变量，弹出单变量功能窗口。

（2）单变量主对话设置：将RBC放入因变量，A药和B药放入固定因子。

（3）模型参数设置：单击模型，因为本例为析因设计，需要分析交互作用，所以选择默认的"全因子"，单击"继续"按钮返回。

（4）事后比较参数设置：因为本例A药和B药均只有2个水平，水平数不超过3个，因此无须两两比较，如果勾选，软件会给出警告，但也会计算，除了浪费计算机资源，并无实际意义。

（5）选项参数设置：单击"选项"按钮，将A、B和A＊B放入显示均值框，显示勾选描述统计和方差齐性，单击"继续"按钮，回到功能窗口，单击"确定"按钮，运行程序。

⊃ **结果解读**

（1）各单元3个核心基本统计量，统计描述结果如图6.18所示。各单元的均值效应见标示框。

（2）各单元方差齐性检验，方差齐性结果如图6.19所示，可见levene齐性检验 $F = 0.722$，$P = 0.554 > 0.05$，按照"大同小异"的口诀，各组方差齐，可以进行后续方差分析。

描述统计

因变量：RBC

A药物	B药物	平均值	标准偏差	个案数
0	0	0.700	0.1581	5
	1	0.980	0.1304	5
	总计	0.840	0.2011	10
1	0	1.220	0.0837	5
	1	2.100	0.1581	5
	总计	1.660	0.4789	10
总计	0	0.960	0.2989	10
	1	1.540	0.6059	10
	总计	1.250	0.5520	20

图6.18 统计描述结果

误差方差的莱文等同性检验[a,b]

		莱文统计	自由度1	自由度2	显著性
RBC	基于平均值	0.722	3	16	0.554
	基于中位数	0.727	3	16	0.551
	基于中位数并具有调整后自由度	0.727	3	14.667	0.552
	基于剪除后平均值	0.705	3	16	0.563

检验"各个组中的因变量误差方差相等"这一原假设。

a. 因变量：RBC。

b. 设计：截距 + A + B + A * B。

图6.19 方差齐性结果

（3）主体间效应比较，方差分析结果如图6.20所示，2×2析因设计看法为"三横两竖"，从图中可得到 $F_A = 181.730$，$P = 0.000$，$F_B = 90.919$，$P = 0.000$；$F_{A*B} = 24.324$，$P = 0.000$。P 均小于0.05，说明A药和B药均有效，同时A＊B药之间存在交互作用。

（4）主效应与单独效应，结果为药物的效应值描述，统计描述结果如图6.21所示。其中图6.21（A）为A药的主效应，图6.21（B）为B药的主效应，图6.21（C）为A药和B药的单独效应。

主体间效应检验

因变量：RBC

源	III 类平方和	自由度	均方	F	显著性
修正模型	5.494[*]	3	1.831	98.991	0.000
截距	31.250	1	31.250	1689.19	0.000
A	3.362	1	3.362	181.730	0.000
B	1.682	1	1.682	90.919	0.000
A * B	0.450	1	0.450	24.324	0.000
误差	0.296	16	0.019		
总计	37.040	20			
修正后总计	5.790	19			

a. R 方 = 0.949（调整后 R 方 = 0.939）。

图6.20 方差分析结果

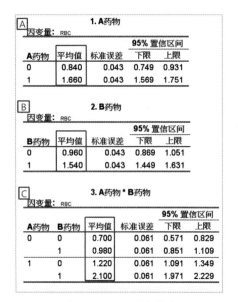

图 6.21　统计描述结果

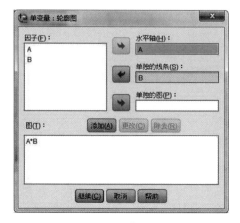

图 6.22　轮廓图设置

（5）交互轮廓图：如果想显示 A 和 B 的交互效应的轮廓图，可按图 6.22 所示进行设置，结果可以输出轮廓图，如图 6.23 所示，从图中可见，两条线不平行，如果延长将会交叉，因此存在交互作用。

让我们设想一下，一个高三学生在高考前夕恋爱了。这种情况是否会影响他的学习成绩呢？虽然普遍情况下，恋爱可能会分散学生的注意力，导致学习成绩下滑，但我们也不能忽视那些特例。有些学生在爱情的激励下，为了共同考入理想的大学，而加倍努力学习。这种现象展示了因素之间的交互作用，即恋爱和学习成绩之间的相互影响。这种交互作用可以分为两种类型：正向交互（协同）和反向交互（拮抗）。正向交互意味着一个因素（如恋爱的激励）能够增强另一个因素（如学习动力）的效应，使其更加显著；而反向交互则表现为一个因素削弱或抵消了另一个因素的效应。

正向交互是指 A 的效应随着 B 的增大而增大，反向交互是指 A 的效应随着 B 的增大而减小。正向和反向交互作用的轮廓图如图 6.24 所示。

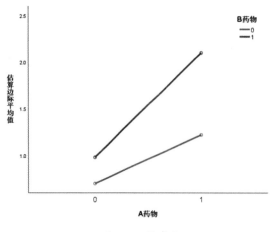

图 6.23　轮廓图

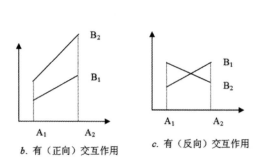

图 6.24　正向和反向交互作用的轮廓图

⊃ 结果表达

本例结果的表达方式，如表6.9所示，从表中可见，A药、B药及A*B交互作用，均有统计学意义，$P < 0.05$。

表6.9 两种药物析因设计分析结果（$\bar{x} \pm s$）

指标	A药用		A药不用		A药 $F(P)$	B药 $F(P)$	A*B交互 $F(P)$
	B药用	B药不用	B药用	B药不用			
RBC	2.10 ± 0.16	1.22 ± 0.08	0.98 ± 0.13	0.70 ± 0.16	181.730（0.000）	90.919（0.000）	24.324（0.000）

第7章

卡方检验

前面我们介绍了 t 检验和 F 检验，它们都是用于比较两组或多组数值变量之间差异的统计参数检验方法。更具体地说，这些检验方法是用于判断一个数值变量在两个或多个不同总体之间是否存在显著差异的。随着不同的试验设计，t 检验和方差分析也衍生出了多种类型以适应各种情况。

在"变量家族三兄弟（数值变量、等级变量和分类变量）"中的数值变量差异性比较后，我们将转向分类变量组间差异性的比较。你可能会好奇，为什么我们不先讨论等级变量呢？原因在于等级变量的统计分析方法较为独特，且适用范围更广泛。因此，我们将在下一章中详细探讨等级变量的统计分析方法。在本章中，我们先来介绍分类变量组间差异性比较的基本方法。

7.1 卡方检验思想

要熟练掌握卡方检验并应用自如，必须深入理解其背后的统计思想。这种思想是统计检验的核心，而卡方检验的基本思想，简而言之，就是"观察值与理论预期值之间的吻合程度"。虽然听起来简单，但这种方法在统计学领域具有举足轻重的地位，甚至被誉为二十世纪科学技术的重要发明。它的发明者是统计学界的杰出代表卡尔·皮尔逊（Karl Pearson）。接下来，我们将通过一个实例来深入探究卡方检验的运作过程。

某研究者为提高出院患者康复治疗的依从性，随机将316名出院患者分为两组，一组作为对照，仅接受基础常规护理干预；另一组则在常规干预基础上增加了健康教育干预。试验结果如表7.1所示。请问两组患者的康复治疗依从性是否存在显著差异？接下来，我们将通过卡方检验来解答这个问题。

表7.1 两组患者康复治疗依从性比较（一）

组别	依从	不依从	合计	依从率（%）
健教组	151	7	158	95.57
对照组	124	34	158	78.48
合计	275	41	316	87.03

⊃ 案例解析

在一个包含316例某病出院随访患者的研究中，患者被随机分为两组，每组158例。两组分别接受了不同的干预措施。结果显示，整体的依从率为87.03%。其中，接受健康教育的患者组（健教组）的依从率高达95.57%，而对照组的依从率为78.48%。虽然两组的依从率相差约17%，但这并不能直接说明两组之间存在显著差异。因为这两个依从率均基于样本数据得出，存在抽样误差的可能性。也就是说，这种差异可能源于干预措施的实际效果，也可能是由于抽样误差造成的。为了确定差异的真正原因，需要进行统计检验。简而言之，样本抽样必然存在误差，因此不能直接比较两组的依从率。记住一句话"只要抽样必有差，不能直接比较它"。

下面我们来理解卡方检验的思想，按照假设检验的套路，先"一分为二"进行假设。

H_0：$\pi_{健教} = \pi_{对照}$

H_1：$\pi_{健教} \neq \pi_{对照}$

$\alpha = 0.05$

表7.2 两组患者康复治疗依从性比较（二）

组别	依从	不依从	依从率（%）
健教组	151(137.5)	7(20.5)	95.57
对照组	124(137.5)	34(20.5)	78.48
合计	275	41	87.03

要理解卡方检验的思想，我们的思想必须越过三级"障碍台阶"。

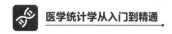

第一级台阶：

考虑316例病人，整体的有效率为87.03%。若我们假设健教组和对照组的依从率相同（H_0），那么两组的依从率应该是多少呢？答案是87.03%。这是因为两组人数虽然不同，但只有当两组的依从率都等于总的依从率时，才能保证整体的依从率也是87.03%。这个逻辑对于初学者来说可能有些难度，但理解它对于后续分析至关重要。

为了加深理解，我们可以用一个类似的例子来说明。假设某班级有60人，男生25人，女生35人。全班英语六级的通过率为60%。如果男生和女生的通过率相同，那么他们各自的通过率也应该是60%。这是因为只有当男女生的通过率都等于全班的通过率时，全班的通过率才能保持为60%。

第二级台阶：

如果两组的依从率都是87.03%，那么理论上健教组和对照组各有多少人应该依从呢？通过分别用两组的观察人数158乘以87.03%，我们可以得到两组理论上分别有137.5人依从，20.5人不依从。表7.2中的数字151、7、124、34均来自实际试验，所以这类表格被称为四格表，同时这四个数字也被称为"实际频数A（Actual frequency）"。而如果两组的依从率相等且为87.03%，那么我们可以计算出括号内的理论频数T（Theoretical frequency）。

第三级台阶：

以第一个单元格为例，实际依从151人，而理论应为137.5人。这里的差距可能是由抽样误差造成的，也可能是两组的依从率本身就不同。但如果是抽样误差，每个单元格的实际频数与理论频数之间的差异应该不大。然而，仅仅通过求和$\Sigma(A-T)$并不能准确反映这种差异，因为正负值会相互抵消。

为了更准确地衡量实际与理论的差异，统计学家们采用了一种方法：对$\Sigma(A-T)$进行平方，并除以各自的理论频数T。这样得到的公式$\Sigma(A-T)^2/T$，就是卡方检验的理论推导公式，它反映了现实与理想的吻合程度。这种处理方式的背后逻辑可能初次接触时会有些困惑，但理解它对于掌握卡方检验至关重要。

不能用统计去解释统计学的思想，这是笔者总结的教学经验。为什么上述公式$\Sigma(A-T)^2$要除以各自的理论频数T，很多人会产生困惑，因为$\Sigma(A-T)^2$只能反映现实与理想的差距，但不能反映现实与理想的吻合程度。下面我们用一个例子来帮助大家理解。

启发A：	启发B：
工人A现工资1000元/月；理想工资3000元/月 工人B现工资5000元/月；理想工资10000元/月 请问A和B谁更接近自己的理想？	工人B现工资5000元/月；期望工资10000元/月 马云2024年想多挣500000000元？ 请问马云和B谁更容易实现自己的理想？

请问启发A中，工人A和工人B谁更接近自己的理想？很多人会认为是工人A，因为工人A离自己的理想只差2000元，而工人B离自己的理想差5000元。其实不是，卡方检验的基本思想为现实与理想的吻合程度，工人A离自己理想的差距计算应该为(3000 − 1000)/3000 ≈ 66.7%，工人B

离自己理想的差距计算应该为（10000 − 5000）/10000 = 50%，意思是工人A离其理想的差距还有66.7%的距离，工人B离其理想的差距还有50%的距离，因此工人B更接近自己的理想。在实际计算中，为了保证分子永为正值，分子常用平方，而卡方（Chi square）=（现实−理想）平方/理想，见式7.1。

$$x^2 = \frac{(A-T)^2}{T}$$
（式7.1）

继续启发，请问在启发B中，马云和工人B谁更容易实现自己的理想呢？也许你会说是马云。那为什么工人B就差5000元，还抵不上马云的5个亿容易实现呢？其实就一句话：理想每人都有，能不能实现，还得看他是谁。

当我们能够理解卡方检验的思想之后，我们就可以按照不同的研究设计，来深入探讨几种最常见的卡方检验了。

7.2 成组四格表卡方

成组四格表是最简单的交叉表，下面我们通过一个案例进行解释。有研究者在某高校随机抽取了220名大学生，其中男生100人，女生120人，这群大学生的身高与近视情况分别如表7.3和表7.4所示。请问表7.3中的数据应该优先考虑何种统计分析方法呢？表7.4中的数据又该采用何种统计分析方法呢？

表7.3 某高校随机样本男女大学生身高比较

组别	人数	均数	标准差
男生	100	165	5
女生	120	160	4.8

表7.4 某高校随机样本男女大学生近视比较

组别	人数	近视	不近视
男生	100	40	60
女生	120	65	55

当我们查看表7.3中的数据时，熟悉统计学的读者可能会联想到之前讨论过的t检验，并认识到在数据特性适宜的情况下，优先考虑两独立样本t检验是合理的。然而，当我们转到表7.4中的数据时，尽管试验设计与表7.3类似，都是成组两独立设计，但统计分析方法的选择却发生了变化。这里，我要强调的是，统计分析方法的选择并非随意，而是要根据数据的特性和研究目的来决定。

正如我之前总结的统计方法选择口诀"方法看变量，类型看设计，目的定乾坤"，对于表7.4中的数据，由于研究效应指标是近视情况（近视和不近视），这是一个二分类变量，而非数值变量，

因此 t 检验不再适用。在这种情况下，对于分类变量的两组或多组率或构成比的比较，卡方检验成了优先考虑的统计方法。由于本例中性别分为 2 个水平，近视也分为 2 个水平，因此构成了一个 4 格表，我们可以采用成组设计 4 格表资料的卡方检验来进行分析。

接下来，我们将以表 7.2 的数据为例进行案例实战的演示，而对于表 7.4 中的数据，我建议大家在学习后自行尝试分析与解读，以加深对卡方检验理解和应用的认识。

⊃ 案例实战

我们以表 7.2 中的数据为例，进行演示。

（1）打开数据库 data7.1.sav。

（2）单击"数据 – 个案加权"，选择第二个复选框，然后将频数项（Freq）放入加权框，单击"确定"按钮。

（3）依次单击"分析 – 描述统计 – 交叉表"，然后将 group 放入行变量框，将 result 放入列变量框。

（4）单击单元格，勾选"行百分比"。

（5）单击"统计"按钮，勾选左上角的"卡方"。

（6）单击"确定"按钮，运行程序，查看结果。

⊃ 结果解读

运行结果分为两个部分，如图 7.1 所示。图 7.1 中的 A 是重构了数据的四格表，并且展示了各自的构成比，此部分可以帮助分析者验证数据是否正确，并可以得出两组的依从率，即健教组依从率为 95.6%，对照组依从率为 78.5%，单看数字，健教组较高，但因为两个率都是样本率，而样本的存在必然存在抽样误差，因此，需要统计检验进行验证。

A 组别 * 结果 交叉表

			结果		总计
			依从	不依从	
组别	健教组	计数	151	7	158
		占 组别 的百分比	95.6%	4.4%	100.0%
	对照组	计数	124	34	158
		占 组别 的百分比	78.5%	21.5%	100.0%
总计		计数	275	41	316
		占 组别 的百分比	87.0%	13.0%	100.0%

B 卡方检验

	值	自由度	渐进显著性（双侧）	精确显著性（双侧）	精确显著性（单侧）
皮尔逊卡方	20.431[a]	1	0.000		
连续性修正[b]	18.946	1	0.000		
似然比	22.016	1	0.000		
费希尔精确检验				0.000	0.000
线性关联	20.367	1	0.000		
有效个案数	316				

a. 0 个单元格 (0.0%) 的期望计数小于 5。最小期望计数为 20.50。
b. 仅针对 2x2 表进行计算。

图 7.1　成组四格表卡方结果

图 7.1 中的 B 是卡方检验的结果，我们要先看表的备注项，再看检验统计量和 P 值。在本例中，

我们看到备注最小期望计数为 20.5 > 5，因此选择表中的第一行 Pearson $\chi^2 = 20.431$，$P = 0.000 < 0.05$，差异有统计学意义，结合两个率的大小，可以得出健教组的依从率高于对照组的结论。其他分析结果的选择依据如表 7.5 所示。

表7.5　分析结果的选择依据

条件	选择
$N \geqslant 40$ and $T \geqslant 5$	Pearson 卡方
$N \geqslant 40$ and $1 \leqslant T < 5$	连续性校正 χ^2 检验
$N < 40$ or $T < 1$	Fisher 精确概率法
$N \geqslant 40$ and $T \geqslant 5$	似然比 χ^2 检验与 Pearson 卡方条件要求一致
可以用三个成语来帮助记忆：四十不惑、五谷丰登和缺一不可	

结果中的线性趋势卡方检验是用于评估数据是否存在线性变化趋势的一种统计方法，它通常应用于多有序分组二分类资料的分析中。以大学生谈恋爱情况为例，假设我们按照年级（大一、大二、大三、大四）将大学生分为不同的有序组别，并收集他们是否谈恋爱的数据（谈恋爱／未谈恋爱）。通过进行线性趋势卡方检验，我们可以探究大学生谈恋爱的情况是否随着年级的增长而呈现某种线性变化的趋势。这种分析有助于我们了解年级是否对大学生的谈恋爱率有显著影响，以及这种影响是否具有线性增长的特点。

7.3　成组 R×C 表卡方

在上节中，我们探讨了两组资料，且研究结果的结局为二分类，因此形成了最为简单的四格表卡方检验。然而，当研究的分组数量 $K \geqslant 3$，或者当研究的结局分类变量为无序多分类时，我们得到的交叉表就不再局限于 4 个单元格，而是包含至少 6 个以上的单元格，这在统计学上被称为行列表、列联表或 R×C 表。

对于 R×C 表的卡方检验，虽然其理论推导公式与前述的四格表卡方检验在形式上类似，但应用范围和复杂度有所增加。在此，我们不再赘述其原理的详细推导，而是强调如何识别这种分组设计，并学会使用统计软件来进行分析。

➲ 案例实战

某医生采用三种不同的药物治疗慢性支气管炎，获得结果如表 7.6 所示，请问三种药物的疗效是否有差别？（数据文件：data7.2.sav）

表7.6　三种药物治疗慢性支气管炎的疗效

组别	有效	无效	合计	有效率(%)
A 药	25	5	30	83

续表

组别	有效	无效	合计	有效率(%)
B 药	20	10	30	67
C 药	7	25	32	22

○ **实战步骤**

（1）打开数据文件，data7.2.sav。

（2）加权：将 Freq 放入加权变量框。

（3）依次单击"分析–描述–交叉表"，然后将组别放入行变量框，将疗效放入列变量框。

（4）单击"统计"按钮，选择"卡方"，单元格勾选"行百分比"。

（5）制图：勾选交叉表对话框左下角的"显示簇状条形图"。

（6）单击"确定"按钮，运行程序，查看结果。

○ **结果解读**

行列表卡方检验结果解读，主要看"2 表 1 图"，如图 7.2 和图 7.3 所示。

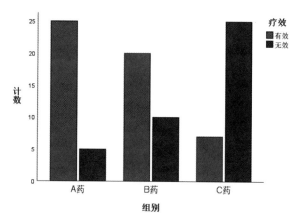

图 7.2　行列表卡方检验结果　　　　图 7.3　行列表簇状（复式）条形图

（1）在图 7.2 中，A 部分是对该交叉表进行了构建，并给出各自的构成比；B 部分是卡方检验的结果，本例选择 Pearson 卡方检验的结果，$\chi^2 = 25.663$，$P = 0.000$，故 $P < 0.05$，三种药物治疗慢性支气管炎有效率差异有统计学意义。

（2）图 7.3 是簇状（复式）条形图，是对交叉表的图形化展示，但仅展示了数据，没进行统计学差异的标注。

⊃ 注意事项

（1）本例为 3 × 2 表卡方检验，虽然得出三种不同药物的有效率总体之间有差异，但是到底谁和谁之间有差异并不清楚。要想具体获悉，需要进行事后两两比较检验。但多次比较势必会增加假阳性错误，因此，需要对检验水准 α 进行校正。通常检验水准默认 $\alpha=0.05$，本例三种药物两两比较需要进行 3 次，则 $\alpha' = \alpha/3 = 0.05/3 \approx 0.0167$。两两比较的 P 值，只有在 $P < 0.0167$ 时，才认为差异具有统计学意义。

（2）成组设计行列表卡方检验条件：在所有格子中，不能有任何一个格子的理论频数 $T < 1$，并且 $1 \leq T < 5$ 的格子数不能超过总格子数的 1/5。如果出现不符合条件的情况，可以继续增大样本量；删除理论频数较小的行或列；进行同类项的合并；采用 R × C 表 Fisher 确切概率法。

⊃ 结果表达

采用行列表资料 Pearson 卡方检验，$\chi^2 = 25.663$，$P = 0.000$，三种药物治疗慢性支气管炎有效率差异有统计学意义，如表 7.7 所示。

表7.7　三种药物治疗慢性支气管炎有效率比较

组别	有效	无效	有效率(%)	χ^2	P
A 药	25	5	83.3		
B 药	20	10	66.7	25.663	0.000
C 药	7	25	21.9		

7.4　配对卡方

在统计学中，配对 t 检验是一种常用的假设检验方法，它基于配对设计，主要用于比较两组数值型变量之间的差异。然而，当我们的研究设计同样是配对设计，但效应指标是分类变量时，就需要使用配对设计的卡方检验来评估两组之间的差异。

对于分类变量的配对设计，我们常用的检验有两种：第一种是 2×2 的配对设计四格表资料卡方检验，也被称为 McNemar 检验，它适用于两个分类变量均为二分类（如"是/否"或"阳性/阴性"）的情况；第二种是（K×K）方表卡方检验，也称为 McNemar-Bowker 检验，它适用于两个分类变量均为多分类的情况。

在 SPSS 中进行这两种检验时，虽然它们处理的数据结构不同，但操作步骤类似，通常都需要使用 SPSS 提供的非参数检验或卡方检验模块。

⊃ 案例实战

某实验室分别用乳胶凝集法和免疫荧光法对 58 名可疑系统性红斑狼疮患者血清中的抗核抗体进行测定，结果如表 7.8 所示，问两种方法的检测结果有无差别？（数据文件：data7.3.sav）

表7.8　两种方法检测抗核抗体结果

免疫荧光法	乳胶凝集法		合计
	+	−	
+	11	12	23
−	2	33	35
合计	13	45	58

⊃ 实战步骤

（1）打开data7.3.sav数据集。

（2）单击"数据–个案加权"，将频数项Freq放入加权框。

（3）依次单击"分析–描述统计–交叉表"，将两种方法分别放入行与列变量框。

（4）单击"统计"按钮，勾选"Kappa"和"麦克尼马尔（McNemar）检验"。

（5）单击"确定"按钮，运行程序，查看结果。

⊃ 结果解读

配对四格表卡方检验结果如图7.4所示，其中，图7.4中的A为对原始数据的配对四格表构建，图7.4中的B是McNemar卡方检验的结果。McNemar卡方分析在SPSS中没有给出卡方检验值，只给出两种方法检验的P值，即$P = 0.013 < 0.05$，故两种方法检出率差别有统计学意义。

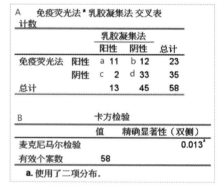

⊃ 注意事项

（1）配对四格表卡方检验条件是$b + c \geqslant 40$；如果$b + c < 40$，则需要进行校正公式，当使用SPSS统计软件进行数据分析时，系统会自行校正，无须手动校正。

图7.4　配对四格表卡方检验结果

（2）配对设计的四格表资料在统计分析时，根据研究目的的不同，可以采用不同的检验方法。如果研究的主要目的是发现两种检测方法或处理方法之间的差异，可以采用McNemar卡方检验；如果关注的是两种方法检测结果的一致性，可以采用Kappa一致性检验；如果目的是探讨两种方法之间的相关性，则通常不会使用卡方检验，而是采用Pearson卡方检验。

（3）对于配对设计（K×K）方表资料（即K×K表格，其中K大于2），其统计分析的实现方法与配对四格表类似，但分析结果会显示McNemar-Bowker检验结果。McNemar-Bowker检验是McNemar检验在多分类情况下的扩展，用于评估配对设计下多种分类结果之间的差异。在SPSS中，当数据满足配对设计（K×K）方表的形式时，软件会自动选择相应的检验方法并给出相应的结果。

第8章

非参数检验

前面所提到的 t 检验和 F 检验，均属于参数检验的范畴。参数检验的一个核心前提是它们对总体分布有一定的假设，比如 t 检验和 F 检验都假设总体数据符合正态分布，且方差齐。然而，在实际应用中，我们经常会遇到很多数值变量数据并不严格遵循正态分布，以及等级变量数据也不符合正态分布的假设。在这些情况下，传统的参数检验方法可能不再适用，需要一种不依赖总体正态分布的检验方法，这就是"非参数检验"。

非参数检验是一种对样本数据所在总体的分布没有特定要求的统计检验方法。它特别适用于等级资料的分析，并且是数值变量资料在不满足参数检验条件时的备选方法。非参数检验的适用范围广泛，不仅可以分析数值变量，还能有效地处理等级变量和分类变量；相比之下，参数检验主要适用于数值变量，并在满足特定假设条件时效果最佳。

8.1 非参数检验基本思想

非参数检验虽然在操作上较为简便，但理解其背后的原理至关重要。如果不深入了解其背后的统计逻辑，仅仅机械地应用其方法，那么在面对实际问题时可能会感到迷茫。下面，我通过一个例子来阐述非参数检验的应用，希望能对你有所启发。

假设我想了解某班级中男生和女生的身高是否存在显著差异。按照常规思路，我们可能会直接测量每个学生的身高并进行比较。但这里，我介绍一种非参数检验的方法，即使不直接测量身高，也能得出有意义的结论。

首先，让这个班级的20名学生按照身高从矮到高排成一列纵队，并给每个人分配一个位置序号，这个序号在统计学中被称为"秩次"（rank）。每个学生记住自己的秩次后，男生向右跨一步，这样男生和女生就自然分成了两组，如图8.1所示。

从图8.1中我们可以看到，由于女生总体身高普遍比男生矮，因此在队伍的前部，女生的数量会较多。计算女生和男生的秩次之和（秩和）可以得到如下数据。

女生秩和 = 1 + 2 + 3 + 4 + 6 + 8 + 9 + 12 + 15 = 60

男生秩和 = 5 + 7 + 10 + 11 + 13 + 14 + 16 + 17 + 18 + 19 + 20 = 150

我们发现，女生的秩和比男生的秩和小，这表明女生普遍排在队伍的前面，也就是身高较矮。但这里有一个潜在的问题，即如果两组人数差异很大，直接比较秩和可能不够准确。为了消除这种影响，我们可以计算每组的秩均值（mean rank），即秩和除以该组的样本量。

女生秩均值 = 60 / 9 ≈ 6.67

男生秩均值 = 150 / 11 ≈ 13.64

现在，通过比较秩均值，我们可以更准确地判断男生和女生在身高上的差异。这个例子展示了非参数检验在处理非正态分布数据或等级数据时的灵活性和有效性。

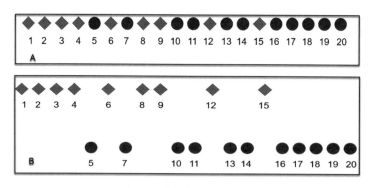

图8.1　非参数检验示意图

女生的秩均值为6.67，男生秩均值为13.64，这说明在20人中，女生平均站在6.67的位置，而男生平均站在13.64的位置。男生比女生的平均位次要靠后很多，这说明男生的身高比女生身高要高。

我们并没有直接测量每个学生的身高，但仍然找到了解决问题的办法。然而，基于我们之前的学习，你可能会提出疑问，即是否能直接根据秩均值6.67和13.64来判断男女生的高矮。你的质疑非常合理，因为这两个秩均值都是基于样本的统计量，而样本统计量之间的比较都存在着抽样误差，因此必须进行假设检验。统计学家们针对此类问题，总结出了基于秩均值的一些检验方法，具体的公式虽然不必死记硬背，但理解其背后的思想至关重要。

经过上述案例的启发，我相信大家已经理解了非参数检验的基本思想。简而言之，非参数检验的核心思想就是"排排队，比秩次"。

非参数检验可细分为非参数秩和检验和非参数符号检验两种。非参数秩和检验的检验效力通常高于符号检验。上面提到的"排排队，比秩次"正是非参数秩和检验的基本思想。而符号检验则更侧重于"找参照，定阴阳，数个数"。这意味着首先选择一个参照数值，将研究数据与参照数值相减，然后统计正号数据和负号数据的数量，并通过查表得到P值。由于符号检验仅利用了数据的正负号，忽视了数据间的其他信息，因此其检验力度通常不及秩和检验。

非参数检验的适用范围非常广泛，远超参数检验。然而，由于其检验效能相对较低，它通常作为参数检验的替代方案或在参数检验不适用的情况下使用。常见的非参数检验方法包括8种：卡方检验、二项分布检验、游程检验、单样本K–S检验、两个独立样本非参数检验、两个相关样本非参数检验、K个独立样本非参数检验和K个相关样本非参数检验，具体见表8.1。

表8.1　各种类型非参数检验

非参数	适用范围	举例
卡方检验	用于单组分类资料是否符合特定分布	某地某年新生儿男女比例是否符合0.5
二项分布检验	用于验证二分类变量是否符合特定的二项分布	某班级中超级优秀比例是否符合0.3，即30%的学生被评为超级优秀
游程检验	用于验证数据是否随机	对二分类变量的随机检验
单样本K–S检验	用于验证数值变量是否符合特定分布	正态、均匀、泊松和指数分布
两个独立样本非参数检验	两个总体分布是否相同	两个样本数值变量资料比较或两个样本等级资料比较
K个独立样本非参数检验	多个总体分布是否相同	K个样本数值变量资料比较或K个样本等级资料比较
两个相关样本非参数检验	两个相关样本分布是否相同	配对设计的数值变量、等级变量、二分类与多分类之间比较
K个相关样本非参数检验	K个相关样本分布是否相同	配伍组设计的数值

从实际应用的角度来看，我们选择表8.1中的后4种最常用的非参数检验进行讲解。

8.2 两个独立样本非参数检验

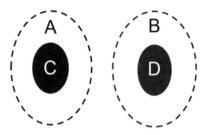

图8.2 两个独立样本非参数检验
模式图

两个独立样本的非参数检验,其试验设计和两独立样本 t 检验,以及成组设计四格表卡方检验是一样的。两个独立样本非参数检验模式图如图8.2所示。

在两个未知的总体中,当我们希望比较两者之间的差异,且已知两个样本的统计量时,试验设计的选择取决于研究的效应指标类型,具体而言如下。

(1)如果研究的效应指标为数值变量("老大"),那么首先应考虑使用两独立样本 t 检验。然而,如果数据不满足 t 检验的假设条件(如正态性和方差齐性),可以将"老大"降为"老二",采用非参数进行统计分析。

(2)如果研究的效应指标为等级变量("老二"),则非参数检验通常是首选方法。然而,如果研究的目的不是比较不同等级程度之间的差异,而是关注等级构成的差异,则"老二"也要降为"老三",采用卡方检验。

(3)如果研究的效应指标是分类变量("老三"),那么卡方检验通常是唯一合适的选择。

⊃ 案例实战

某研究者旨在比较针灸和西药治疗周期性面瘫的疗效差异,结果如表8.2所示,问两种治疗方法治疗周期性面瘫的疗效是否有差别?(数据文件:data8.1.sav)

表8.2 不同疗法治疗周期性面瘫的疗效比较(一)

组别	样本量	显效	好转	无效	有效率(%)
针灸治疗	29	15	13	1	96.55
西医治疗	29	13	10	6	79.31

⊃ 案例解析

(1)本例选取58名周期性面瘫患者,随机分为2组,每组29例。可以发现其试验设计为完全随机设计,2组间相互独立。

(2)试验效应指标为疗效,具体水平为显效、好转和无效,属于等级变量资料。

(3)根据研究目的确定检验方法。本例如果比较两组疗效差别,则应该采用两个独立样本的非参数检验。

⊃ 实战步骤

(1)打开数据集data8.1.sav。

(2)依次单击"分析–非参数检验–旧对话框–两个独立样本"。

(3)将疗效放入检验变量框,将组别放入分组变量框。

(4)检验类型保持默认的"Mann-Whitney U检验"。

(5)单击"确定"按钮,运行程序,查看结果。

⊃ 结果解读

两个独立样本非参数检验结果如图8.3所示。从图中可知，$Z = -1.080$，$P = 0.280 > 0.05$，两种治疗方法治疗周期性面瘫的疗效等级差异无统计学意义。Mann-Whitney U检验是由H.B.Mann和D.R.Whitney于1947年提出的。

⊃ 结果表达

针灸和西医治疗周期性面瘫采用非参数 Mann-Whitney U 检验，$Z = -1.080$，$P = 0.280$，还不能认为两组治疗的疗效等级有差异，结果如表8.3所示。

秩			
	组别	个案数	秩平均值	秩的总和
疗效	针灸组	29	27.33	792.50
	西医组	29	31.67	918.50
	总计	58		

检验统计 a

	疗效
曼-惠特尼 U	357.500
威尔科克森 W	792.500
Z	-1.080
渐近显著性（双尾）	0.280

a. 分组变量：组别

图8.3 两个独立样本非参数检验结果

表8.3 不同疗法治疗周期性面瘫的疗效比较（二）

组别	样本量	显效	好转	无效	Z	P
针灸治疗	29	15	13	1	-1.080	0.280
西医治疗	29	13	10	6		

⊃ 案例讨论

在本例中，如果我们需要比较两组的总有效率是否存在差别，应该采用卡方检验。因为总有效率的计算是基于显效和好转的合并结果，即划分为有效和无效两个类别，从而使得最终的研究指标成了二分类变量，而非等级变量。因此，采用卡方检验是合适的。

通过计算，我们得到 $\chi^2 = 4.062$，$P = 0.044 < 0.05$，按照 $\alpha = 0.05$ 的检验水准，$P < 0.05$，我们可以认为两组的总有效率是存在显著差异的。

你可能会问，为什么之前的结论和现在的结论有差异。这主要取决于研究目的和统计方法的选择。在比较总有效率时，我们关注的是治疗效果的差异，因此选择了卡方检验。而在之前的例子中，我们可能关注的是不同方法之间的总体差异，从而采用了非参数检验。因此，选择何种统计方法取决于具体的研究目的和数据类型。

8.3 K 个独立样本非参数检验

当我们研究两组独立数据的数值变量之间的差异时，两独立样本 t 检验通常是首选的统计方法。这是因为 t 检验假设数据来自正态分布且两组具有相同的方差，如果这些条件得到满足，t 检验能够有效地评估两组之间的差异。

然而，当研究的组数增加到 K 组时，两独立样本 t 检验就不再适用，因为我们需要比较的是多个组之间的差异。在这种情况下，我们会采用单因素方差分析。单因素方差分析能够评估一个或多个独立变量（因素）对因变量的影响，并检验各组之间是否存在显著差异。

同样地，上一节我们介绍了用于比较两组等级变量资料差异的 Mann-Whitney U 检验。当组数增加到 K 组时，Mann-Whitney U 检验也不再适用，因此我们需要一种能够同时比较多个组之间等级变量资料差异的方法。这时，我们会采用 Kruskal-Wallis H 检验。Kruskal-Wallis H 检验是一种非参数检验方法，由 W.H.Kruskal 和 W.A.Wallis 于 1952 年提出，用于评估多个独立样本是否来自具有相同分布的总体。与 Mann-Whitney U 检验类似，Kruskal-Wallis H 检验不依赖数据的正态分布假设，因此在数据不满足参数检验条件时特别有用。

⬭ **案例实战**

有研究者研究火针对不同证型痤疮的疗效比较，试验结果如表 8.4 所示，请比较四种证型的疗效是否有差异？（数据文件：data8.2.sav）

表8.4　火针对不同证型痤疮疗效比较（一）

组别	痊愈	显效	有效	无效
肺热型	225	126	72	41
热毒型	148	52	28	24
冲任不调型	126	54	37	26
血瘀痰凝型	104	45	24	16

⬭ **案例解析**

（1）本例研究因素为不同证型，包括四种证型，即 4 个水平。研究者将这些证型的患者分为四个独立的组别进行比较。

（2）受试对象为痤疮患者。

（3）研究效应指标为疗效，即痊愈、显效、有效和无效，为等级变量。

（4）研究组为 4 组，组间相互独立，效应指标为等级变量，优先考虑采用 Kruskal-Wallis H 检验。

⬭ **实战步骤**

（1）打开数据 data8.2.sav。

（2）依次单击"分析 - 非参数检验 - 独立样本"。

（3）单击"字段"按钮，将疗效放入检验字段，将证型放入组。

（4）单击"设置"按钮，选择"定制"，勾选"Kruskal-Wallis H"，单击"确定"按钮，运行程序，查看结果。

独立样本克鲁斯卡尔·沃利斯检验摘要	
总计 N	1148
检验统计	5.731[a,b]
自由度	3
渐进显著性（双侧检验）	0.125

a. 检验统计将针对绑定值进行调整。
b. 由于总体检验未检测出样本间存在显著差异，因此未执行多重比较。

图8.4　K 独立组非参数检验结果

⬭ **结果解读**

K 独立组非参数检验结果如图 8.4 所示。从图中可见，$H = 5.731$，$P = 0.125 > 0.05$，因此火针对不同证型痤疮疗效差异无统计学意义。

⬭ **结果表达**

数据采用非参数秩和检验 Kruskal - Wallis H 检验，$H = 5.731$，$P = 0.125$，火针对不同证型痤疮疗效差异无统计学意义。结果如表 8.5 所示。

表8.5 火针对不同证型痤疮疗效比较（二）

组别	痊愈	显效	有效	无效
肺热型	225	126	72	41
热毒型	148	52	28	24
冲任不调型	126	54	37	26
血瘀痰凝型	104	45	24	16
备注：Kruskal－Wallis H检验，$H = 5.731$，$P = 0.125$				

➲ 案例讨论

（1）在本例中，经过统计分析，火针治疗四种不同证型痤疮的疗效并未显示出显著差异。然而，如果确实存在疗效差异，统计分析结果通常会进一步提供两两比较的结果，以明确哪些组别之间存在明显的疗效差异。在进行两两比较时，应当关注校正后的 P 值，以控制因多次比较而产生的假阳性错误的风险。

（2）本例的结果报告采用了与8.2节不同的展示方式，这样做的目的是向读者展示在数据分析中可以采用多种不同的方法来呈现结果。不同的展示方式可以帮助读者更全面地理解数据，并根据具体的研究目的和背景选择最适合的展示方法。

（3）如果本例给出的是有效率数据，并且作者的主要研究目的就是为了比较不同组别之间有效率的差异，那么应该采用适当的统计方法来分析这些数据。在这种情况下，由于有效率是二分类变量（有效/无效），并且存在四种不同的证型（4组）和两种可能的结果（有效/无效），因此应该使用4×2的列联表卡方检验来评估各组之间有效率的差异。这种检验方法能够有效地比较不同组别在二分类变量上的分布情况。

8.4 两个相关样本非参数检验

两个相关样本的非参数检验，通常用于配对设计的非参数数据。配对设计样本通常包括四种形式：干预前后、同体异位、同样异测以及条件配对。这些配对设计的样本在 t 检验中若不满足正态性和方差齐的假设，那么非参数检验就会是一个合适的选择。此外，当配对设计的效应指标为等级变量时，非参数检验也适用。

现在，我们通过一个具体的案例来详细探讨两个相关样本非参数检验的应用。

➲ 案例实战

某医生欲研究A和B两种方法检测蛋白尿的能力，对10名肾病患者进行蛋白尿检测，结果如表8.6所示，请问两种方法检测尿蛋白的结果是否有差别？（数据文件：data8.3.sav）

表8.6 两种方法检测蛋白尿结果比较（一）

方法	1	2	3	4	5	6	7	8	9	10
A法	++	+++	++	+	+++	+++	++	+	+++	++
B法	+	+	++	++	++	+	−	−	+	++

⊃ **案例解析**

（1）本例干预因素为蛋白尿检测方法，分为A法和B法。

（2）本例受试对象为肾病患者。

（3）试验效应指标为蛋白尿，是等级变量（−，+，++，+++）。

（4）试验设计：本例选择10名患者，采用两种方法同时进行检测，属于"同样异测"，属于配对设计。

（5）综合判断，优先考虑两个相关样本非参数秩和检验。

⊃ **实战操作**

（1）打开数据集data8.3.sav。

（2）依次单击"分析－非参数检验－旧对话框－两个相关样本"。

（3）将A法和B法放入"检验对"框，检验类型选择默认的"Wilcoxon"。

（4）单击"确定"按钮，运行程序，查看结果。

⊃ **结果解读**

两个相关样本Wilcoxon检验结果如图8.5所示，$Z = -2.226$，$P = 0.026 < 0.05$，两种方法检测蛋白尿的能力差别有统计学意义。

秩

		个案数	秩平均值	秩的总和
B法 − A法	负秩	7[a]	4.79	33.50
	正秩	1[b]	2.50	2.50
	绑定值	2[c]		
	总计	10		

a. B法 < A法。

b. B法 > A法。

c. B法 = A法。

检验统计[a]

	B法 − A法
Z	-2.226[b]
渐近显著性（双尾）	0.026

a. 威尔科克森符号秩检验。

b. 基于正秩。

图8.5 两个相关样本Wilcoxon检验结果

⊃ **结果表达**

采用两个相关样本Wilcoxon检验，$Z = -2.226$，$P = 0.026$，两种方法检测蛋白尿的能力差异有统计学意义，结果如表8.7所示。

表8.7　两种方法检测蛋白尿结果比较（二）

方法	1	2	3	4	5	6	7	8	9	10
A法	++	+++	++	+	+++	+++	++	+	+++	++
B法	+	+	++	++	++	+	−	−	+	++
备注：Wilcoxon秩和检验，$Z=-2.226$，$P = 0.026$										

◯ 案例讨论

（1）本例结果展示样本仅10例，因此进行了全部展示，如果样本量较大，可以仅描述统计分析结果，不必制备统计表格。

（2）需要注意，SPSS录入数据格式，配对设计数据录入时左右并列录入，1、2、3、4分别代表−、+、++、+++。

8.5　K个相关样本非参数检验

如果配伍组设计方差分析可以看作配对样本t检验的"高级版"或"升级版"，那么本节将要介绍的K个相关样本的非参数检验就可以被视为两个相关样本非参数检验的"更广义版本"。两者虽然在统计方法中一个是基于参数的检验，一个是基于非参数的检验，但它们都在处理相似类型的问题，即相关样本之间的比较。

非参数检验由于其无须满足特定条件，如正态性、方差齐等的特性，使得其在实际应用中具有更广泛的适用性。本节的K个相关样本的非参数检验不仅能够比较数值变量（"老大"），同样也能够处理等级变量（"老二"）。现在，我们通过实际案例来深入探索这一方法的应用。

◯ 案例实战

某医生欲研究A、B、C三种方法检测蛋白尿的能力，对10名肾病患者进行蛋白尿检测，结果如表8.8所示，请问三种方法检测尿蛋白的结果是否有差别？（数据文件：data8.4.sav）

表8.8　三种方法检测蛋白尿结果比较（一）

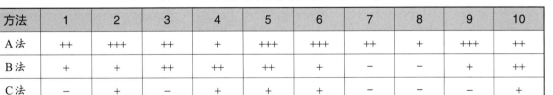

方法	1	2	3	4	5	6	7	8	9	10
A法	++	+++	++	+	+++	+++	++	+	+++	++
B法	+	+	++	++	++	+	−	−	+	++
C法	−	+	−	+	+	+	−	−	−	+

◯ 案例解析

（1）本例干预因素为蛋白尿检测方法，分为A法、B法和C法。

（2）本例受试对象为肾病患者。

（3）试验效应指标为蛋白尿，是等级变量（−，+，++，+++）。

（4）试验设计：本例选择10名患者，采用三种方法同时进行检测，属于"同样多法测"，属于

08 章

配伍组设计。

（5）综合判断，优先考虑 K 个相关样本非参数秩和检验。

⊃ 实战操作

（1）打开数据集 data8.4.sav。

（2）依次单击"分析-非参数检验-相关样本"。

（3）单击"字段"按钮，将 A、B、C 法放入"检验字段"框。

（4）单击"设置"按钮，定制检验，勾选右下角的"Friedman-多重比较"。

（5）单击"确定"按钮，运行程序，查看结果。

⊃ 结果解读

分析结果如图 8.6 和图 8.7 所示，K 个相关样本 Friedman 检验，$Z=-13.636$，$P=0.001 < 0.05$，三种方法检测蛋白尿的能力差别有统计学意义。

如果 K 个相关样本存在统计学差异，并不代表两两之间全部存在差异，欲知具体差异，也要采用两两比较的方法。由图 8.7 可见，采用 Bonferroni 校正后两两比较的结果，A 方法和 C 方法之间存在统计差异，$P=0.002 < 0.05$。其他组间两两比较无统计学差异。

相关样本傅莱德曼双向按秩方差分析摘要	
总计 N	10
检验统计	13.636
自由度	2
渐进显著性（双侧检验）	0.001

图 8.6　K 个相关样本非参数检验

成对比较					
Sample 1-Sample 2	检验统计	标准误差	标准检验统计	显著性	Adj.显著性[a]
C法-B法	0.750	0.447	1.677	0.094	0.281
C法-A法	1.500	0.447	3.354	0.001	0.002
B法-A法	0.750	0.447	1.677	0.094	0.281

每行都检验"样本 1 与样本 2 的分布相同"这一原假设。
显示了渐进显著性（双侧检验）。显著性水平为 0.05。
a. 已针对多项检验通过 Bonferroni 校正法调整显著性值。

图 8.7　K 个相关样本非参数检验两两比较结果

⊃ 结果表达

采用 K 个相关样本 Friedman 秩和检验，$Z=-13.636$，$P=0.001$，三种方法检测蛋白尿的能力差别有统计学意义。结果如表 8.9 所示。

表 8.9　三种方法检测蛋白尿结果比较（二）

方法	1	2	3	4	5	6	7	8	9	10
A法[a]	++	+++	++	+	+++	+++	++	+	+++	++
B法[a,b]	+	+	++	++	++	+	−	−	+	++
C法[b]	−	+	−	+	+	+	−	−	−	+

备注：Friedman 检验，$Z=-13.636$，$P=0.001$；a、b 不同字母代表差异有统计学意义

⊃ 案例讨论

（1）在本例中，结果展示样本仅 10 例，因此进行了全部展示，如果样本量较大，可以仅描述统计分析结果，不必制备统计表格。

（2）需要注意，SPSS 录入数据格式，配对设计数据录入时左右并列录入，1、2、3、4 分别代表 −、

+、++、+++。

（3）K个相关样本如果总体有差异，仍需要后续两两比较，两两比较结果应该看Bonferroni校正的结果。

8.6　非参数检验总结

非参数检验是与参数检验相对应的一大类假设检验方法，它对总体分布无特殊要求，只要能够排列数据的大小顺序或者分类，就可以进行比较，因此其适用范围更广。

（1）参数检验只能适用于数值变量（"老大"）；非参数检验可以适用于数值变量（"老大"）、等级变量（"老二"）和分类变量（"老三"）。

（2）在对数值变量进行差异性分析时，应采用"能参不非"的原则，即能用参数检验尽量用参数检验，条件不符合时才考虑运用非参数检验。

（3）对于同一资料，如果符合参数检验条件，得到$P \leqslant 0.05$；如果采用非参数检验，则不一定$P \leqslant 0.05$。

（4）对于同一资料，如果符合参数检验条件，得到$P > 0.05$；如果采用非参数检验，则一定$P > 0.05$。

（5）对于同一资料，如果采用非参数检验，则$P \leqslant 0.05$；如果符合参数检验的条件，则一定$P \leqslant 0.05$。

（6）对于同一资料，如果采用非参数检验，则$P > 0.05$；如果符合参数检验的条件，则不一定$P > 0.05$，可能$P \leqslant 0.05$。

（7）卡方检验也属于非参数检验的范畴。

（8）非参数检验包括符号检验和符号秩和检验，其中符号检验的效率小于符合秩和检验，因此在可能的情况下，应优先考虑使用符号秩和检验。

（9）参数检验是数值变量差异比较的首选方法，非参数检验是数值变量比较的备选方法。

（10）非参数检验是等级变量差异比较的首选方法。

（11）等级变量组间差异比较，具体采用非参数检验还是卡方检验，需要结合研究的目的来确定。

（12）K个独立和K个相关样本非参数检验，如果有差异，均需要进行两两比较。

08章

第9章

相关性分析

本章将引领我们进入一个全新的统计世界，不仅内容新颖，更在统计理解上跃升到一个新的高度。正如松哥所言："初级统计说一说，中级统计比一比，高级统计找关系。"在初级统计阶段，我们主要进行数据的描述性分析，揭示数据的内在特性。而在中级统计阶段，我们则通过差异性分析，分组比较数据，探究其中的高低优劣。然而，这仅仅是统计的初步应用。

正如人类社会中存在多元关系，数据变量之间也存在错综复杂的联系。它们可能共生共变，相互影响。为了深入研究这种关系，我们运用统计方法构建模型，这就是高级统计的核心：寻找变量之间的关系，即构建模型。一旦构建了这些模型，它们就能为我们服务。

在进行差异性分析时，我们必须确保"同质才可比"。这意味着，我们比较的不同组之间的效应指标必须是相同的，比如不同性别的身高、学历或血型。而当我们进行关系性分析时，我们则关注不同变量之间的关联，如身高与体重、体重与体表面积、吸烟与肺癌等。

当我们谈论相关性时，我们通常指的是两个变量 X 和 Y 之间的线性关系。根据不同的条件，最常用的两种相关性分析方法是 Pearson 相关（r）和 Spearman 相关（r_s）。相关分析揭示的是变量之间的初步联系，而回归分析则进一步探讨这种联系背后的机制。在接下来的章节中，我们将深入探讨回归分析。

9.1 Pearson相关

在探讨变量之间的相关关系时,最直观且基础的是线性相关(简单相关)。这种相关关系揭示了两个变量X和Y之间的共变趋势,即它们如何一同变化。然而,值得注意的是,相关性并不等同于因果性。也就是说,我们不能仅凭相关性就断定是X的变化导致了Y的变化,还是Y的变化引发了X的变化。因此,这种关系常常被形象地比喻为"一男一女的一见钟情",双方相互吸引,但并未明确谁是因谁是果。

在进行相关分析时,一个常见的步骤是绘制散点图(见图9.1),通过图形直观地观察两个变量之间是否存在线性关系。随后,我们会使用一个特定的指标——相关系数,来量化评估这种相关性的大小。

如果我们的研究对象是两个数值变量,并且这两个变量都符合正态分布,那么Pearson相关系数将是评价它们之间相关性的合适工具。这个系数用r来表示(见式9.1),而总体的相关系数则用ρ表示。表9.1提供了关于相关系数专业意义的详细说明,有助于我们更准确地理解和解释分析结果。

$$r = \frac{\sum (x-\overline{x})(y-\overline{y})}{\sqrt{(x-\overline{x})^2 (y-\overline{y})}} \qquad (式9.1)$$

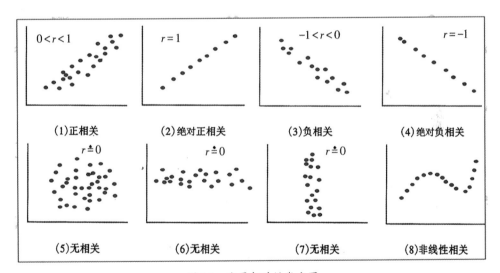

图9.1 变量相关性散点图

大家可以发现,在图9.1中,(1)~(4)是存在线性关系的,其中(2)和(4)分别是绝对正相关和绝对负相关,这两种情况在现实科研中几乎不存在,除非人为控制产生的,如制作标准曲线时,绝大多数情况是(1)和(3)。而图9.1中(5)~(8)的情况,X和Y没有线性相关关系,其中(8)是有相关关系,但不是线性的相关。

表9.1 相关系数及含义

相关系数（r）	含义	相关系数（r）	含义
$r = 0$	无相关	$r = -1$	绝对负相关
$r = 1$	绝对正相关	$0 < r < 1$	正相关
$-1 < r < 0$	负相关	$0.5 < |r| < 0.8$	显著相关
$|r| < 0.3$	微弱相关	$0.8 < |r| < 1$	高度相关
$0.3 < |r| < 0.5$	低度相关		

⊃ **案例实战**

有研究者检测了25名男童的身高（cm）、体重（kg）和体表面积（m²），现分析这些男童身高与体重之间的相关性。（数据文件：data9.1.sav）

⊃ **案例解析**

（1）在本例中，身高与体重均为数值变量，优先考虑Pearson相关性。

（2）研究相关性先做一个散点图，看看是否存在线性相关性。

（3）Pearson相关系数要求双变量符合正态分布。

（4）通过样本得到的相关系数r为统计量，凡是统计量均会发生不同程度的抽样误差，因此需要对样本相关系数进行统计学假设检验。H_0：$\rho = 0$，H_1：$\rho \neq 0$。注意，总体相关系数表达为参数ρ，样本相关系数表达为统计量r。

⊃ **实战步骤**

（1）依次单击"图形－旧对话框－散点图/点图"。

（2）定义：将身高放入"X轴"框，将体重放入"Y轴"框，单击"确定"按钮，运行程序，结果如图9.2所示。

（3）依次单击"分析－描述统计－探索"，将身高和体重放入"因变量列表框"。

（4）单击选项"图"，勾选"含检验的正态图"，然后单击"继续"按钮，再单击"确定"按钮，运行程序，结果如图9.3所示。

（5）依次单击"分析－相关－双变量"，将身高和体重放入变量框中，勾选"Pearson相关"，单击"确定"按钮运行程序，结果如图9.4所示。

⊃ **结果解读**

（1）通过图9.2，我们可以清晰地看到身高与体重之间存在一种显著的正相关关系，即随着身高的增高，体重也倾向于增加。

（2）图9.3展示了身高与体重的正态性检验结果。图中，前部分是D检验的结果，后部分是W检验的结果。在实际应用中，当样本量较大时，通常选择D检验；当样本量较小时，选择W检验。在生物医药领域，当样本量大于50时，通常会选择D检验。在本例中，由于样本量为25人，因此选择了W检验。根据检验结果，$P > 0.05$，这表明身高与体重的数据均符合正态分布。

（3）图9.4展示了身高与体重的相关系数，其中$r = 0.872$，表明两者之间存在高度相关性。为了确保这个相关系数的真实性，我们对其进行了假设检验。检验结果显示$P = 0.000 < 0.05$，这证明了

$r = 0.872$ 并非由于抽样误差导致的偶然结果，而是真实存在的。需要注意，所有通过样本计算出来的统计量都可能存在抽样误差。因此，为了验证这些统计量的有效性，我们通常需要进行假设检验或参数估计。在本例中，SPSS统计软件直接给出了相关系数的检验P值，并采用了t检验来验证相关系数的真实性。

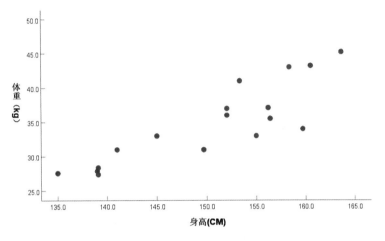

图9.2　身高与体重的散点图

正态性检验

| | 柯尔莫戈洛夫-斯米诺夫(V)[a] | | | 夏皮洛-威尔克 | | |
	统计	自由度	显著性	统计	自由度	显著性
身高	0.146	25	0.181	0.927	25	0.073
体重	0.112	25	0.200[*]	0.930	25	0.085

*. 这是真显著性的下限。

a. 里利氏显著性修正。

图9.3　身高与体重的正态性检验

相关性

		身高	体重
身高	皮尔逊相关性	1	0.872[**]
	Sig.（双尾）		0.000
	个案数	25	25
体重	皮尔逊相关性	0.872[**]	1
	Sig.（双尾）	0.000	
	个案数	25	25

**. 在 0.01 级别（双尾），相关性显著。

图9.4　身高与体重相关系数及检验

⊃ 结果表达

本例采用Pearson相关系数分析，身高与体重之间 $r = 0.872$（$P = 0.000$），说明身高与体重之间存在高度正相关关系，如图9.5所示。

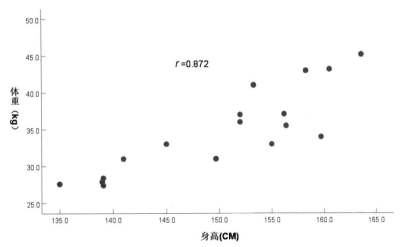

图9.5　身高与体重相关关系图

9.2 Spearman相关

Pearson相关系数适用于两个均为数值变量且均符合正态分布的变量X和Y之间的相关性分析。当X和Y中任何一个不符合正态分布时，或者X和Y为等级变量，亦或X和Y中一个为等级变量而另一个为数值变量时，不宜使用Pearson相关。在这些情况下，我们可以选择Spearman等级相关进行分析。尽管在X和Y均符合正态分布的情况下也可以使用Spearman相关，但由于这种方法会损失一些信息，所以通常不作为首选。

Spearman（Spearman秩相关系数）关注的是两个变量之间的单调关系，即当一个变量增加或减少时，另一个变量也相应地增加或减少，但不一定是等斜率变化。与Pearson相关不同，Spearman相关不仅要求变量之间存在单调关系，还允许它们是等级变量或数值变量。由于Spearman相关是一种非参数方法，它对数据分布没有特定的要求，只要能够排列数据的秩次即可。

一般来说，当数据之间存在某种程度的线性关系时，Spearman相关系数可能会大于Pearson相关系数，因为Spearman相关对数据的要求较低，不需要变量之间的变化具有等距性。为了更直观地理解这两种相关系数之间的差异，可以想象捐款这一情境。在Pearson相关的情境中，要求A每捐1元，B必须捐X元，这体现了一种严格的等距关系。而在Spearman相关的情境中，只要A捐款，B也捐款即可，捐款的数额之间并无严格的比例要求。

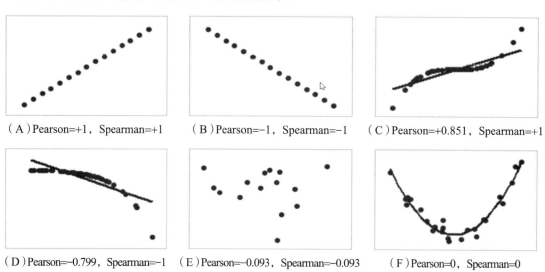

（A）Pearson=+1，Spearman=+1　　（B）Pearson=−1，Spearman=−1　　（C）Pearson=+0.851，Spearman=+1

（D）Pearson=−0.799，Spearman=−1　　（E）Pearson=−0.093，Spearman=−0.093　　（F）Pearson=0，Spearman=0

图9.6　Pearson与Spearman相关系数关系

当X和Y是绝对线性或完全无线性时，两者计算结果相同或相近，如图9.6所示的（A）、（B）、（E）和（F）；如果X和Y存在一点线性关系，那么Spearman相关系数要大于Pearson相关系数。我们依旧采用9.1节的案例进行讲解，方便大家进行对比。

⊃ 案例实战

有研究者检测了25名男童的身高（cm）、体重（kg）和体表面积（m²），现分析这些男童身高与

体重之间的相关性。请分别计算 Pearson 和 Spearman 相关系数。（数据文件：data9.1.sav）

➲ **案例解析**

（1）在本例中，身高与体重均为数值变量，优先考虑 Pearson 相关性，当然也可以采用 Spearman 相关。

（2）研究相关性先做一个散点图，看看是否存在线性相关性。

（3）Pearson 相关系数要求双变量符合正态分布，Spearman 相关无正态性要求。

（4）通过样本得到的相关系数 r 和 r_s 为统计量，凡是统计量均会发生不同程度的抽样误差，因此需要对样本相关系数进行统计学假设检验。H_0：$\rho = 0$，H_1：$\rho \neq 0$。

➲ **实战步骤**

（1）依次单击"图形–旧对话框–散点图/点图"。

（2）定义：将身高放入"X轴"框，将体重放入"Y轴"框，单击"确定"按钮，运行程序。

（3）依次单击"分析–描述统计–探索"，将身高和体重放入"因变量列表框"。

（4）单击选项"图"，勾选"含检验的正态图"，然后单击"继续"按钮，再单击"确定"按钮，运行程序，结果如图 9.3 所示。

（5）依次单击"分析–相关–双变量"，将身高和体重放入变量框中，相关系数勾选"Pearson"和"Spearman"，单击"确定"按钮，运行程序，结果如图 9.7 所示。

➲ **结果解读**

（1）相同结果见 9.1 节结果，此处不再赘述。

（2）Pearson 相关结果如图 9.4 所示，Spearman 相关结果如图 9.7 所示。结果可见 $r_s = 0.882$，$P = 0.000$，身高和体重之间存在高度相关性。同时可见 $r_s = 0.882$ 要大于 $r = 0.872$。

相关性			身高	体重
斯皮尔曼 Rho	身高	相关系数	1.000	0.882**
		Sig.（双尾）	.	0.000
		N	25	25
	体重	相关系数	0.882**	1.000
		Sig.（双尾）	0.000	.
		N	25	25

**. 在 0.01 级别（双尾），相关性显著。

图9.7 身高与体重 Spearman 相关结果

➲ **结果表达**

Spearman 结果表达与 Pearson 相关结果表达，高度雷同，此处不再赘述！

9.3 偏相关分析

"一见钟情"常常用来形容 X 和 Y 之间的相关性，它揭示了两者之间的共变关系，但并未涉及因果。然而，在实际研究中，我们经常会发现除了 X 和 Y，还有一个或多个变量 Z 在悄悄影响着它们之间的关系，从而扰乱了 X 和 Y 之间真实的联系。

为了更准确地揭示 X 和 Y 之间的纯粹关系，统计学提供了一种方法，叫作偏相关（Partial Correlation），也被称为净相关。这种方法可以帮助我们在控制 Z（或其他变量）的影响下，单独研究 X 和 Y 之间的相关性。

例如，当我们研究学历与待遇之间的关系时，工龄可能是一个重要的干扰因素；在探讨身高与体表面积的关系时，体重可能会产生影响；同样，在研究疾病严重程度与干预后的关系时，我们也需要考虑入院时的健康指数等变量。在这些情况下，使用偏相关分析可以帮助我们更准确地理解 X 和 Y 之间的真实关系。

⊃ 案例实战

有研究者检测了 25 名男童的身高（cm）、体重（kg）和体表面积（m²），现分析这些男童身高与体表面积之间的相关性。（数据文件：data9.1.sav）

⊃ 案例解析

（1）在本例中，身高与体表面积均为数值变量，优先考虑 Pearson 相关性。

（2）研究相关性先做一个散点图，看看是否存在线性相关性。

（3）Pearson 相关系数要求双变量符合正态分布。

（4）因为体重会影响身高与体表面积的关系，即体重与身高有关系、体重和体表面积也有关系，因此考虑做偏相关分析。

⊃ 实战步骤

（1）依次单击"图形-旧对话框-散点图/点图"。

（2）定义：将身高放入"X轴"框，将体表面积放入"Y轴"框；单击"确定"按钮，运行程序，查看结果，如图9.8所示。

（3）依次单击"分析-描述统计-探索"，将身高、体重、体表面积放入"因变量列表框"。

（4）单击选项"图"，勾选"含检验的正态图"，单击"确定"按钮，运行程序，查看结果，如图9.9所示。

（5）依次单击"分析-相关-偏相关"，将身高和体表面积放入变量框中，将体重放入控制变量框，勾选"Pearson相关"；

（6）单击"选项"按钮，勾选"零阶相关性"，然后单击"继续"按钮，再单击"确定"按钮，运行程序，查看结果，如图9.10所示。

⊃ 结果解读

（1）如图9.8所示，身高与体表面积之间存在线性正相关关系。

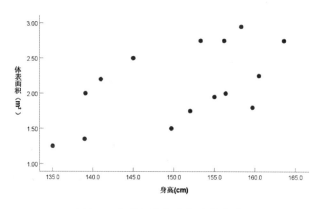

图 9.8　身高与体表面积的散点图

（2）身高、体重与体表面积正态性检验结果如图9.9所示，因为样本量 $n = 25$，选择后面的 W 检验结果，P 均>0.05，符合正态分布。

（3）身高与体表面积相关与偏相关分析结果如图9.10所示，在没有控制体重的情况下，身高与体表面积之间 Pearson 相关系数 $r = 0.573$，$P = 0.003$，为显著相关关系；在控制体重之后，身高与体表面积之间的偏相关系数为 $r_s = -0.205$，$P = 0.337$，并没有统计学意义。

正态性检验						
	柯尔莫戈洛夫-斯米诺夫(V)			夏皮洛-威尔克		
	统计	自由度	显著性	统计	自由度	显著性
身高	0.146	25	0.181	0.927	25	0.073
体重	0.112	25	0.200	0.930	25	0.085
体表面积	0.159	25	0.103	0.929	25	0.083

*. 这是真显著性的下限。
a. 里利氏显著性修正。

图9.9　身高、体重与体表面积正态性检验结果

相关性					
控制变量			身高	体表面积	体重
-无-	身高	相关性	1.000	0.573	0.872
		显著性（双尾）	.	0.003	0.000
		自由度	0	23	23
	体表面积	相关性	0.573	1.000	0.735
		显著性（双尾）	0.003	.	0.000
		自由度	23	0	23
	体重	相关性	0.872	0.735	1.000
		显著性（双尾）	0.000	0.000	.
		自由度	23	23	0
体重	身高	相关性	1.000	-0.205	
		显著性（双尾）	.	0.337	
		自由度	0	22	
	体表面积	相关性	-0.205	1.000	
		显著性（双尾）	0.337	.	
		自由度	22	0	

a. 单元格包含零阶（皮尔逊）相关性。

图9.10　身高与体表面积相关与偏相关分析结果

9.4　相关分析总结

相关性分析是我们从差异性分析迈向深入探索变量间关系的桥梁，它连接了差异与关系的核心概念。掌握相关性分析后，我们便能进一步学习线性回归等高级统计方法。关于本章，一些知识点总结如下。

（1）通常我们讨论的相关性主要指的是线性相关，它描述了两个变量 X 和 Y 之间是否存在一种线性趋势关系。

（2）常用的相关性分析方法有 Pearson 相关和 Spearman 相关。Pearson 相关适用于双变量均为正态分布的情况，而 Spearman 相关则更为灵活，它不仅可以用于双变量正态分布，还能处理正态与等级变量、等级与等级变量之间的相关性。然而，当数据满足双变量正态分布的条件时，我们通常优先选择 Pearson 相关。

（3）Pearson 相关特别能够体现两个变量之间的线性关系，而 Spearman 相关则更多地关注变量之间的单调变化关系。需要注意的是，任何情况之下，Spearman 相关系数都≥Pearson 相关系数。

（4）当我们分析一个 X 与一个 Y 之间的相关性时，可以采用 Pearson 相关或 Spearman 相关；若考虑 X-Z-Y 之间的相关性，可以考虑使用偏相关来排除 Z 的影响；若存在多个 X 与一个 Y 之间的相关性，可以计算复相关系数（R），这在后续的线性回归章节中会详细讨论；而对于多个 X 和多个 Y 之间的

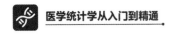

相关性，可以采用典型相关分析，具体方法可参考《SPSS实战与统计思维》等书籍。

（5）通过样本计算得到的相关系数是统计量，由于抽样误差的存在，这些统计量可能并不完全准确。因此，我们需要对相关系数进行假设检验，以确定其是否真实反映了变量之间的相关性。

（6）在展示相关分析结果时，务必附上散点图。因为相关系数的计算可能会受到极端值的影响，而散点图能够更直观地展现变量之间的真实关系。如图9.11所示，虽然四种散点图的相关系数相同（r=0.816），但它们所传达的信息却有着显著的差异。

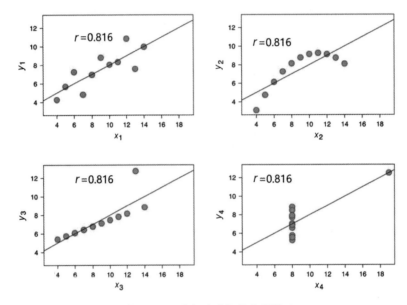

图9.11　几种相关系数散点图展示

第10章

线性回归分析

在相关分析章节中，我们曾这样描述：相关关系就像"一见钟情"，它关注的是两个或多个变量之间的关联程度，不追问方向，不涉及因果；而当我们需要深入探讨因果关系时，便会涉及回归分析。回归分析可以看作"女（X）追男（Y）"的情境，如果只有一个自变量（X）预测一个因变量（Y），我们称之为简单线性回归；而当有多个自变量（多个"女"）共同影响一个因变量（一个"男"）时，则称之为多重线性回归。需要明确的是，如果两个变量之间存在因果回归关系，那么它们之间一定也存在相关关系；然而，反过来说，如果两个变量仅存在相关关系，却并不意味着它们之间必然有因果回归关系。按照学习的逻辑顺序，我们通常从最简单的线性回归开始，即先学习简单线性回归。

10.1 简单线性回归

简单线性回归是探究一个自变量（X）与一个因变量（Y）之间线性数量依存关系的统计方法。在先前研究相关性的过程中，我们发现如果X和Y之间的相关性越强，它们之间的线性趋势就越明显。然而，要有效地利用这种线性关系，我们需要进一步计算出线性回归方程。这正是本节将要介绍的内容。

统计学并不等同于数学，学习统计并不需要深厚的数学知识，只需具备高中数学的基础知识就足够了。在高中阶段，我们学习过一元一次线性方程（见式10.1）。现在，我们只不过是利用统计软件来实际求解这个方程。至于最小二乘法是如何工作的，以及是如何利用它来计算线性回归方程的，其实在学习统计学的初级阶段，我们不需要过多深究这些数学原理。我们关注的是如何应用这些方法来解决实际问题。

$$Y = \beta_0 + \beta_1 \times x \qquad （式10.1）$$

需要注意的一点是，高中学过的线性方程，是基于数学推导的，我们利用现实数据计算出来的线性回归模型，几乎不可能100%准确预测Y，预测的Y都会与真实的Y有一定误差，因此用式10.1进行回归方程的表达就不太科学，于是对回归模型进行改进，将左边的Y改为Y hat（$\hat{Y}$），用于说明这是回归模型预测的Y，与真实Y有差别，见式10.2。

$$\hat{Y} = \beta_0 + \beta_1 \times x \qquad （式10.2）$$

前面我们研究相关时，会先对数据做一个散点图来探索数据间的相关性；做回归也有一定的条件，回归分析的前提条件为"LINE"。

（1）L（Line）：自变量（X）要与因变量（Y）有线性关系。

（2）I（Independent）：每个个体观察值之间相互独立。

（3）N（Normal）：因变量Y属于正态随机变量，可通过专业知识和残差图进行判定。

（4）E（Equal variance）：在一定范围内，不同X值对应的Y的方差相等。

⊃ 案例实战

有研究者在某高校随机抽取了190名大学生，分别检测了他们的身高、体重、胸围、肺活量等相关因素，现欲研究胸围与肺活量之间的关系，试建立回归模型。（数据文件：data10.1.sav）

⊃ 案例解析

（1）本例研究的是胸围与肺活量之间的关系，从专业上考虑，胸围是X（自变量），肺活量是Y（因变量）。

（2）线性：欲研究回归，先看相关，可以先做个散点图看看结果。

（3）独立性：不同大学生之间的肺活量相互独立，不会相互影响，如李逵的肺活量不会影响武松的肺活量。

（4）正态性：是指Y的残差是否符合正态，可以通过建模后的残差图来判断。

（5）等方差：可以通过残差散点图判断。

🔿 **实战步骤**

（1）打开数据data10.1.sav。

（2）依次单击"图形-旧对话框-散点/点状图-简单散点图-定义"，将肺活量放入"Y轴框"，将胸围放入"X轴框"，单击"确定"按钮，运行程序，查看结果，如图10.1所示。

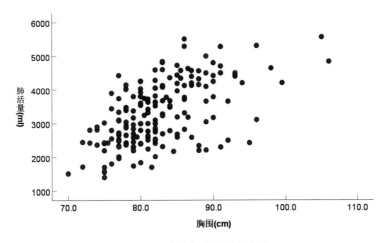

图10.1　胸围与肺活量散点图

（3）依次单击"分析-回归-线性"，将肺活量放入"因变量框"，将胸围放入"自变量框"。

（4）单击图形：勾选"直方图"和"正态概率图"，并将"*ZRESID"放入Y框，将"*ZPRED"放入X框。

（5）单击"继续"按钮，再单击"确定"按钮，运行程序，查看结果。

🔿 **结果解读**

（1）如图10.1所示，胸围与肺活量之间存在线性正相关关系。

（2）如图10.2所示，其中A反映的是复相关系数（R）和决定系数（R^2），复相关系数是用于反映模型中自变量与因变量之间的相关性，本例$R = 0.567$；决定系数反映构建模型对Y的解释程度，本例发现胸围与肺活量之间的相关性构建模型对Y的解释度，本例$R^2 = 0.321$，说明用胸围去预测肺活量，预测准确度只有32.1%，或者说胸围只能解释肺活量的32.1%变异。从数值大小可见，构建的模型效果不好。

A

模型摘要[b]

模型	R	R方	调整后R方	标准估算的错误
1	0.567[a]	0.321	0.318	766.272

a. 预测变量：(常量)，胸围
b. 因变量：肺活量

B

ANOVA[a]

模型		平方和	自由度	均方	F	显著性
1	回归	5.17E+7	1	5.17E+7	87.995	0.000[b]
	残差	1.09E+8	186	587173		
	总计	1.61E+8	187			

a. 因变量：肺活量。
b. 预测变量：(常量)，胸围。

图10.2　模型R方和模型验证检验

注意➡　　这个知识点我们在讲解相关性时提到过，复相关系数用于衡量多个自变量（X）与一个因变量（Y）之间的整体相关性。在本例中，由于只有一个自变量X，因此复相关系数与 Pearson 相关系数一致。然而，当存在多个自变量 X 时，复相关系数会综合考量这些自变量与因变量 Y 之间的相关性，并给出一个综合的度量，这与仅考虑两个变量之间关系的 Pearson 相关系数是不同的。关于复相关系数的更多细节和应用，将在本章的后面部分进行讨论。

（3）如图10.2所示，其中B部分，是对构建模型进行的验证，结果发现 $F = 87.995$，$P = 0.000$，说明构建的回归模型是统计上有意义的模型。

提示→

　　对于初学者来说，当看到回归模型的验证使用方差分析时，可能会感到困惑。实际上，方差分析在回归分析中的应用是有其逻辑基础的。简单来说，方差分析的核心思想可以被概括为"拆 - 转 - 比"三个步骤。

　　在回归模型中，我们将总的变异拆分为两个部分：一部分是回归可以解释的变异；另一部分是回归无法解释的变异（残差）。接下来，我们计算 F 值，这个 F 值是回归可以解释的变异和残差的比值。

　　如果计算得到的 F 值很大，并且超过了设定的显著性水平下的临界值，那么我们就有理由认为回归模型是有效的，即模型中的自变量对因变量有显著的影响。这个逻辑与前面我们所学的方差分析是一致的，都是通过比较不同来源的变异或差异来判断某一因素对结果的影响是否显著。

（4）胸围与肺活量回归模型如图10.3所示，回归方程见式10.3。

系数					
模型	未标准化系数		标准化系数		
	B	标准错误	Beta	t	显著性
1 （常量）	-4016.711	781.326		-5.141	0.000
胸围	88.790	9.465	0.567	9.381	0.000

a. 因变量：肺活量。

图 10.3　胸围与肺活量回归模型

$$\hat{Y}_{肺活量} = -4016.711 + 88.790 \times 胸围 \qquad (式10.3)$$

学习线性回归时，理解回归系数的解释至关重要。线性回归模型要求因变量 Y 必须是数值变量，而自变量 X 可以是任何形式的变量。根据 X 的不同形式，回归系数的解释方式也会有所不同。

（1）如果 X 是数值变量（连续型变量），回归系数 β 表示在其他自变量保持不变的情况下，X 每改变一个单位时，Y 的平均预测值会改变的量。例如，如果回归系数 β 为88.79，那么在其他因素不变的情况下，胸围每增加1cm，预计肺活量将平均增加88.79ml。

（2）如果 X 是等级变量（有序分类变量），回归系数 β 表示 X 的等级每增加一个单位时，Y 的平均预测值会改变的量。注意，等级变量的解释依赖等级的合理性和连续性假设。

（3）如果 X 是二分类变量（如0/1编码），回归系数 β 表示当 X 从0变为1时，Y 的平均预测值会改变的量。这种情况下，β 可以理解为 $X = 1$ 时相对于 $X = 0$ 时 Y 的平均差异。

（4）如果 X 是无序多分类变量，则要设置哑变量，转化为多个二分类，然后解释同二分类。由于这里涉及 Logistic 回归的内容，关于哑变量的设置和解释将在 Logistic 回归的部分详细讨论。

（5）模型诊断：如图 10.4 和图 10.5 所示，回归残差总体符合正态分布。

（6）P－P 图的看法：大家可以想一想老北京糖葫芦串，如果所有点都串在中间的竹签上，那就符合正态分布；如果偏离度较大，则不符合。正态分布图示法大体上判断即可。

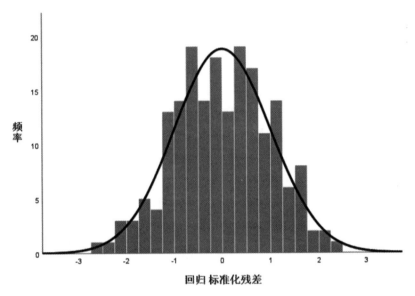

图 10.4　标准化残差直方图

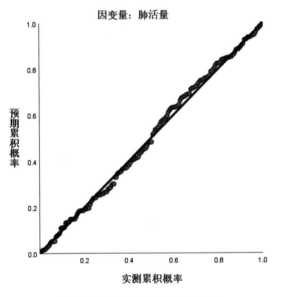

图 10.5　标准化残差正态 P－P 图

（7）残差分布散点图如图 10.6 所示，用于判定等方差性。从图中可以看到，散点呈现向右开口的喇叭形状，这通常意味着等方差性不满足。在等方差的情况下，散点图应该围绕Y轴的0参考线上下对称分布，且这种分布不随预测变量值的变化而变化。如果等方差性不满足，这可能暗示模型遗漏了与因变量（在此例中为肺活量）相关的重要变量。这一发现与我们的模型结果相符，因为模型中只纳入了一个自变量，只能解释总变异的32.1%。这表明，为了更准确地预测肺活量，可能需要引入更多相关的变量。

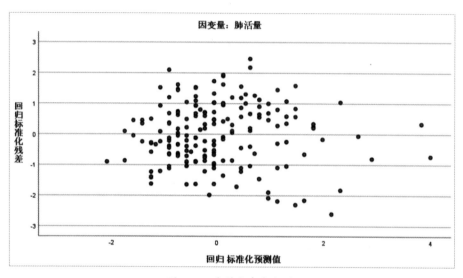

图10.6　残差分布散点图

○ **结果表达**

采用简单线性回归，得到肺活量与胸围的线性回归模型为：$\hat{Y}_{肺活量} = -4016.711 + 88.790 \times 胸围$（$F = 87.995$，$P = 0.000$），$R^2 = 0.321$，见表10.1。

表10.1　胸围与肺活量回归模型

	β	SE	t	P	B 95.0% CI	
					下限	上限
（常量）	−4016.711	781.326	−5.141	0.000	−5558.111	−2475.311
胸围	88.790	9.465	9.381	0.000	70.117	107.463

10.2　多重线性回归

多重线性回归模型是一个复杂而有趣的话题，它如同"众女追一男"的社会现象，反映了在科研实践中多个自变量（X）与因变量（Y）之间复杂的相互关系。

简单线性回归就像是"一女追一男"的简单关系，但在科研实践中，影响Y的因素（自变量X）往往多种多样，这就形成了"众女追一男"的复杂局面。在这种情况下，我们不仅要考虑每个X与

Y 的关系，还需要深入探讨这些 X 之间是否存在相互作用或相互影响。

　　构建多重线性回归模型时，我们面临着诸多挑战，因为并没有一个绝对的"金标准"来指导我们。因此，各种统计书籍和文献中提到的多因素分析建模策略，实际上都是基于经验和理论的建议。这也为我们提供了机会，因为即使存在比我们更有资源和能力的平台与团队，我们依然可以通过不断的尝试和改进，找到适合自己研究背景的模型。

　　在多重线性回归中，要保证每个 X 对 Y 都有影响，即每个 X 对 Y 都有显著的解释力。在统计学上，我们通常要求每个 X 对 Y 的作用具有统计显著性，即 $P \leq 0.05$。然而，当 X 的数量较多时，我们必须警惕共线性的问题。

　　共线性是指自变量之间存在高度相关性，就像家庭中的亲姐妹一样。如果模型中存在共线性，那么这些"姐妹"变量可能会相互干扰，导致模型的不稳定。因此，在选择自变量时，我们需要尽量避免将高度相关的变量同时纳入模型。

　　例如，在血压研究中，收缩压和舒张压是两个高度相关的变量，它们就像是"姐妹"一样。如果我们同时将它们纳入模型，就可能会导致共线性问题。在无法通过专业判断识别共线性时，我们可以借助统计软件进行共线性判断，以帮助我们识别并处理这些问题。

　　总之，多重线性回归模型是一个复杂而有趣的工具，它可以帮助我们深入探索多个自变量与因变量之间的关系。在构建模型时，我们需要综合考虑各种因素，并灵活运用专业判断和统计识别的方法，以确保模型的稳定性和可靠性。

⊃ 案例实战

　　有研究者在某高校随机抽取了 190 名大学生，分别检测了大学生的身高、体重、胸围、肺活量等相关因素，现欲研究胸围、身高、体重、性别、年龄与肺活量之间的关系，试建立回归模型。（数据文件：data10.1.sav）

⊃ 案例解析

　　（1）从专业的角度出发，我们初步判断这 5 个 X（自变量）与 Y（因变量）之间可能存在某种关系。为了更直观地理解这些关系，我们可以制作一个矩阵散点图。虽然性别作为二分类变量在散点图中可能不太直观，但将其包含在内也可以帮助我们对数据有一个更全面的理解。

　　（2）样本量考虑：在进行线性回归分析时，样本量的大小是一个重要的考虑因素。通常建议样本量是自变量个数的 10～20 倍。在本例中，我们有 5 个自变量，样本量较为充足。然而，如果自变量数量很多而样本量相对较少，我们可能需要采用"先单后多"的原则进行自变量的筛选，即先单独考虑每个自变量与因变量的关系，再逐步加入其他自变量进行多元回归分析。当样本量足够时，我们可以采用"ALL IN 原则"，即将所有自变量都纳入模型中进行分析。

　　（3）务必考虑多个 X 之间是否存在共线性。

⊃ 实战步骤

　　（1）打开数据文件 data10.1.sav。

　　（2）依次单击"图形 – 旧对话框 – 散点 / 点图 – 矩阵散点图 – 定义"。

（3）散点图矩阵框：将胸围、身高、体重、性别、年龄与肺活量放入矩阵变量框中，单击"确定"按钮，运行程序，结果如图10.7所示。

（4）依次单击"分析-回归-线性"，将肺活量放入因变量框，将胸围、身高、体重、性别、年龄放入自变量框，默认采用"输入法"。

（5）单击"统计量"按钮，勾选"共线性诊断"；图选项设置，参照上一节即可。结果如图10.8、图10.9和图10.10所示。

（6）将建模方法设置为"步进法"。

⊃ **结果解读**

（1）图10.7为肺活量与5个自变量的矩阵散点图，大家重点看最后一行，初步发现肺活量与身高、体重和胸围呈现明显正相关；与年龄相关不明显；性别为二分类，我们可以发现不同性别也有高低差异，暗示性别也会影响。

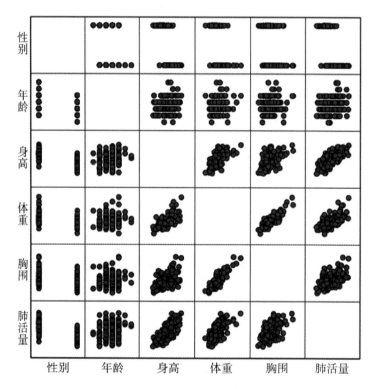

图10.7 肺活量与5个自变量的矩阵散点图

（2）输入法模型结果如图10.8所示，其中A部分为模型解释度，R为复相关系数，反映的是Y与5个X之间总的相关性，在本例中，$R = 0.864$；R^2为决定系数，反映模型对Y的解释度，在本例中，$R^2 = 0.746$，说明构建的模型可以解释Y的74.6%变异；R^2会随着自变量的个数增加而增加，因此为了矫正自变量个数的影响，对于多重回归，更看重调整后的R^2，本例中调整$R^2 = 0.739$，减少的部分就是对自变量个数的控制，类似于房子买多了，交房产税一样。B部分是对构建模型进行检验，得到 $F = 106.137$，$P = 0.000$，说明构建的模型在统计学上是有意义的。

A	模型摘要[b]			
模型	R	R方	调整后R方	标准估算的错误
1	0.864[a]	0.746	0.739	471.861

a. 预测变量: (常量), 年龄, 胸围, 性别, 身高, 体重。
b. 因变量: 肺活量。

B	ANOVA[a]				
模型		平方和	自由度	均方	F	显著性
1	回归	1.18E+8	5	2.36E+7	106.137	0.000[b]
	残差	4.03E+7	181	222652		
	总计	1.58E+8	186			

a. 因变量: 肺活量。
b. 预测变量: (常量), 年龄, 胸围, 性别, 身高, 体重。

图 10.8　输入法模型结果

图 10.9 展示了模型方程、模型系数与共线性诊断的结果。从图中可以看出，胸围和年龄的回归系数检验 P 值分别为 0.594 和 0.118，均大于 0.05 的显著性水平，这表明在多元回归模型中，胸围和年龄这两个自变量与因变量 Y 之间的关系并不显著。因此，在后续的分析中，我们应考虑将这两个变量从模型中剔除。

系数[a]								
		未标准化系数		标准化系数			共线性统计	
模型		B	标准错误	Beta	t	显著性	容差	VIF
1	(常量)	-3095.5	1659.066		-1.866	0.064		
	胸围	6.885	12.898	0.044	0.534	0.594	0.205	4.889
	身高	27.488	7.823	0.242	3.514	0.001	0.297	3.363
	体重	25.273	9.611	0.255	2.630	0.009	0.149	6.712
	性别	-805.631	107.597	-0.437	-7.487	0.000	0.412	2.429
	年龄	55.602	35.364	0.060	1.572	0.118	0.954	1.049

a. 因变量: 肺活量。

图 10.9　模型方程、模型系数与共线性诊断的结果

关于胸围这一自变量，在单因素分析中可能显示出与 Y 的显著关系，但在多元回归模型中，由于其他自变量的引入，胸围与 Y 之间的关系变得不再显著。这种现象被形象地称为"单有多无"，即在单因素分析中表现出显著性的变量，在多元回归模型中可能因其他变量的影响而失去显著性。

至于年龄与肺活量之间的关系，虽然在一般常识中可能认为年龄会影响肺活量，但在本研究的特定人群中，大学生的年龄差异相对较小，仅为 2～3 岁，因此可能不足以对肺活量产生显著影响。这种结果提示我们，在统计分析中，一定要结合具体的研究对象和背景进行解释，避免将结果过度推广。

因此，在后续的分析中，我们应重新审视模型的构建，并考虑剔除胸围和年龄这两个自变量，以优化模型的预测效果和解释能力。同时，我们也需要认识到，统计分析的结果应该结合专业知识进行解读。

图 10.9 的最后两列展示了共线性诊断的结果，其中容差（容忍度）和 VIF（方差膨胀因子）是主要的判定指标。当容忍度（Tol）<0.1，VIF>10 时，通常认为存在共线性问题。然而，在本例中，根据共线性诊断的结果，我们并未发现存在显著的共线性问题。

10章

由于预分析阶段已经发现胸围和年龄两个自变量对因变量 Y 的影响无统计学意义，因此，在后续的"输入法"分析中，我们可以考虑将这两个变量从模型中剔除。

（3）我们采用"步进法"（逐步回归法）再次进行分析，其他设置保持不变。逐步回归法可以逐步地引入或剔除自变量，以构建多个有意义的模型。在本例中，通过逐步回归法，我们构建了三个模型（见图10.10）。从统计解释力度来看，模型3是最优的模型，其调整后的 $R^2=0.737$，这是三个模型中最大的（见A部分）。此外，对这三个模型进行统计学检验（见B部分），结果显示所有模型均具有统计学意义。这些结果为我们提供了关于哪些自变量对因变量 Y 有显著影响的更准确的信息。

A　模型摘要[d]

模型	R	R方	调整后 R 方	标准估算的错误
1	0.781[a]	0.610	0.608	578.022
2	0.852[b]	0.726	0.723	486.073
3	0.861[c]	0.742	0.737	472.926

a. 预测变量：(常量)，性别。
b. 预测变量：(常量)，性别，体重。
c. 预测变量：(常量)，性别，体重，身高。
d. 因变量：肺活量。

B　ANOVA[a]

模型		平方和	自由度	均方	F	显著性
1	回归	9.66E+7	1	9.66E+7	289.271	0.000[b]
	残差	6.18E+7	185	334110		
	总计	1.58E+8	186			
2	回归	1.15E+8	2	5.75E+7	243.338	0.000[c]
	残差	4.35E+7	184	236267		
	总计	1.58E+8	186			
3	回归	1.18E+8	3	3.92E+7	175.160	0.000[d]
	残差	4.09E+7	183	223659		
	总计	1.58E+8	186			

a. 因变量：肺活量。
b. 预测变量：(常量)，性别。
c. 预测变量：(常量)，性别，体重。
d. 预测变量：(常量)，性别，体重，身高。

图10.10　步进法回归模型结果

（4）回归模型及系数检验，如图10.11所示。在考察这三个回归模型时，我们可以从统计角度和专业角度分别进行评估。首先，通过"步进法"筛选出的模型显示，所有自变量的回归系数都具有统计上的意义，这意味着这些变量对于解释因变量的变化都很重要。从统计角度来看，模型3是解释度最好的模型。

然而，从专业视角来考量，模型3未必就是最好的模型。假如，在模型3中，最后加入的变量是胸部CT而非身

系数[a]

模型		未标准化系数 B	标准错误	标准化系数 Beta	t	显著性	共线性统计 容差	VIF
1	(常量)	5440.38	132.638		41.017	0.000		
	性别	-1438.3	84.569	-0.781	-17.008	0.000	1.000	1.000
2	(常量)	2673.03	333.337		8.019	0.000		
	性别	-1059.8	83.091	-0.575	-12.754	0.000	0.733	1.365
	体重	39.335	4.465	0.397	8.810	0.000	0.733	1.365
3	(常量)	-1457.401	1267.051		-1.150	0.252		
	性别	-828.692	105.974	-0.450	-7.820	0.000	0.426	2.346
	体重	30.042	5.144	0.304	5.840	0.000	0.522	1.915
	身高	26.148	7.754	0.230	3.372	0.001	0.304	3.289

a. 因变量：肺活量

图10.11　回归模型及系数检验

高。尽管胸部CT的加入在统计上提升了模型的预测准确度，即从0.723提升至0.737，增加了1.4%的预测准确度，但从实际应用和专业成本效益分析来看，胸部CT相较于身高检测来说成本高，且预测准确度的提升相对有限。因此，尽管模型3在统计上表现优越，但在专业领域内，它可能不是最理想的选择。

在选择最佳模型时，我们需要综合考虑统计上的解释度和专业上的成本效益，以确保所选择的模型既能够准确解释现象，又能够在实际应用中具有可操作性和成本效益。

⊃ 结果表达

　　采用多重线性回归步进法，得到模型 $F = 175.160$，$P = 0.000$，调整 $R^2 = 0.737$，结果如表 10.2 所示。从表中可知，女性比男性的肺活量小 828.692ml；体重每增加 1kg，肺活量增加 30.042ml；身高每增加 1cm，肺活量增加 26.148ml。

表10.2　肺活量多重线性回归结果（步进法）

	β	SE	t	P	B 95.0% CI	
					下限	上限
（常量）	−1457.401	1267.051	−1.150	0.252		
性别	−828.692	105.974	−7.820	0.000	0.426	2.346
体重	30.042	5.144	5.840	0.000	0.522	1.915
身高	26.148	7.754	3.372	0.001	0.304	3.289

⊃ 案例讨论

　　（1）建模方法选择："输入法"是强制录入法，意味着所有自变量（X）无论其对因变量（Y）的影响是否有意义，都会被强制纳入模型。而"后退法"则不同，它首先将所有自变量都纳入模型，随后通过检验逐一剔除那些对因变量影响不显著的变量。另一种方法是"前进法"，它按照自变量对因变量影响的重要性排序，首先纳入最重要的变量，然后逐步加入次重要的变量，直到没有更多有意义的变量为止。最后，"步进法"结合了"前进法"和"后退法"的特点，一边纳入新的变量，一边进行检验，如果新加入的变量对模型没有显著贡献，则会被剔除。此外，"除去法"通常与"块"的概念结合使用，软件会给出删除与未删除特定变量块时的模型，供用户比较。

　　（2）逐步回归法能够生成多个有意义的模型，但从统计角度来看，通常最后一个模型被认为是最优的，因为它包含了所有对因变量有显著影响的自变量。然而，从专业角度来考虑，最优模型不一定总是最后一个模型。在 SPSS 统计软件中，虽然模型选择通常基于 R^2 的值，但在业界，人们还会同时考虑 AIC 和 BIC，这两个指标的值越小，通常意味着模型越优。例如，在本例中，如果模型 2 和模型 3 的 AIC 和 BIC 统计分析显示差异无统计学意义，那么从统计角度来看，模型 2 可能更为理想，因为它包含的自变量数量更少，模型更为简洁精炼。但无论如何，所有建立的统计模型都必须在专业上能够合理解释，否则就只是数据游戏。

　　（3）在进行回归建模时，还需要特别注意数据中的异常值或强影响点，这些点可能会对模型结果产生显著影响。为了识别和处理这些点，可以使用统计软件中的"个案诊断"功能。

　　（4）对于构建的模型，当用于预测时，需要特别注意自变量的取值范围。预测的自变量值必须位于当初建模时所使用的自变量数据范围内。如果超出了这个范围，预测结果可能会变得不可预期或失去准确性。

第11章

Logistic回归

　　重要的事情说三遍，笔者再唠叨一遍："初级统计说一说，中级统计比一比，高级统计找关系"。如何找关系呢？答案就是"模型"！在生物医药领域，有三大模型：线性回归模型、Logistic回归模型和Cox回归模型。线性回归模型非常重要，它是我们学习后续模型的基础。这三大模型其实就三个字，即"一根线"，因为这三个模型都是基于线性关系的模型。

11.1　二项 Logistic 回归

　　Logistic 回归是一种精妙且实用的统计工具，它巧妙地连接了专业知识与统计学方法，成为两者之间的桥梁。在专业领域，我们经常提到的 OR 值，可以直接通过 Logistic 回归模型得出，这无疑极大地方便了我们在专业领域的推论和解释。然而，Logistic 回归的思想和原理相对复杂，需要细心钻研才能洞悉其奥妙。

　　二项 Logistic 回归特别适用于研究的因变量为二分类变量的情况，例如，有效与无效、生存与死亡、发病与未发病等。这与我们在线性回归章节学到的知识有所不同，线性模型的因变量（Y）必须是数值型变量。而二分类变量，其取值仅为 0 或 1，不能直接用于构建传统的线性模型。此外，二分类变量的结局概率 P，其取值范围在 $[0,1]$ 之间，也不符合正态分布的特性。因此，我们需要使用 Logistic 回归这样的方法来处理这类变量。

　　按照前面线性回归的方程，则应该如式 11.1 所示。

$$\hat{P} = \beta_0 + \beta_1 \times x_1 + \beta_2 \times x_2 + \cdots + \beta_m \times x_m \qquad （式 11.1）$$

　　我们知道，P 取值在 $[0,1]$ 区间，不符合正态分布，是不能进行线性回归的。因此，二项分布结局变量是不能直接采用线性回归模型进行建模的。

　　线性模型是目前最成熟的模型，就此放弃实在有点可惜。能不能想想办法，将其变成符合正态分布呢？

　　鉴于此，在 1959 年，Luce 引入了 Logit 变换，具体是这样做的，首先用 $P/(1-P)$，就可以将数据的区间放大到 $0 \sim +\infty$。具体来说，当 $P = 0$ 时，该式等于 0；当 P 值接近于 1 时，该式接近于 $+\infty$。而且变换后，P 与 $P/(1-P)$ 变化方向相同，即 P 值增大，$P/(1-P)$ 也随之增大；P 值减小，$P/(1-P)$ 也随之减小。

　　在这一步操作之后，我们发现 $P/(1-P)$ 虽然符合右偏态分布，但不符合正态分布。我们知道对于右偏态分布的资料，只要取 Log 就可以转换为正态分布。

　　于是对 $P/(1-P)$ 取 Log，变成 Log $P/(1-P)$，研究发现在 Log10 的时候，右偏态右侧的尾部收得太狠，结果并不理想，因此，转而采用 Ln，最后得到 Ln$P/(1-P)$，发现此时 Ln$P/(1-P)$ 的分布基本符合正态分布。于是这种变换被命名为 Logit 变换，即 Logit（P）= Ln$P/(1-P)$。这个变换有些深奥，如果暂时理解不了，也没关系，当作"黑箱"，先掌握后面的案例应用。

　　此时，我们将模型变为

$$\widehat{\text{Logit}(P)} = \beta_0 + \beta_1 \times x_1 + \beta_2 \times x_2 + \cdots + \beta_m \times x_m \qquad （式 11.2）$$

　　这一模型其实就是对 P 进行了 Logit 变换后的重新构建。我们前面学习线性回归时，知道了 β 通常代表 X 每改变 1 个单位，Y 的平均改变量。那么变换后的模型的回归系数 β 如何解释呢？

　　我们假设 x_0 改变为 x_1，其他保持不变，那么上述方程将会发生什么变化呢？我们演示 x_0 变为 $x_0 + 1$ 时，模型会发生的变化。

11章

当 x 为 x_0 时，方程为

$$\widehat{\mathrm{Logit}(P_0)} = \beta_0 + \beta_1 \times x_0 + \beta_2 \times x_2 + \cdots + \beta_m \times x_m \qquad （式11.3）$$

当 x 变为 $x_0 + 1$ 时，方程为

$$\widehat{\mathrm{Logit}(P_1)} = \beta_0 + \beta_1 \times (x_0 + 1) + \beta_2 \times x_2 + \cdots + \beta_m \times x_m \qquad （式11.4）$$

那么此时，$\mathrm{Logit}P_1 - \mathrm{Logit}P_0 = \beta_1$，这点也非常好解释，$\beta$ 就是 Y 的平均改变量，而此时的 Y 就是 $\mathrm{Logit}P$。

因为 $\beta_1 = \mathrm{Logit}P_1 - \mathrm{Logit}P_0$，而 $\beta_1 = \mathrm{Ln}P_1/(1 - P_1) - \mathrm{Ln}P_0/(1 - P_0)$，利用 Log 相减的规律，则 $\beta_1 = \mathrm{Ln}[P_1/(1 - P_1)]/[P_0/(1 - P_0)]$，那么 $\mathrm{EXP}(\beta_1) = [P_1/(1 - P_1)]/[P_0/(1 - P_0)]$。

上面式子左边是 e 的 β 次方，而右边就是流行病学中常用的 OR 值（暴露比值比，odds ratio），这一发现令人惊叹，Logit 变换可以直接嫁接统计方程与专业指标。

可能你又忘了什么是 OR 值，松哥举个例子方便大家理解，比如我们研究肺癌与吸烟的关系，采用病例对照研究，资料整理表如表 11.1 所示。

可以发现，病例组吸烟这个因素的暴露比为

$$[a/(a + c)]/[1 - a/(a + c)] = [a/(a + c)]/[c/(a + c)] = a/c \qquad （式11.5）$$

对照组的吸烟暴露比为

$$[b/(b + d)]/[1 - b/(b + d)] = [b/(b + d)]/[d/(b + d)] = b/d \qquad （式11.6）$$

表11.1　病例对照研究资料整理表

暴露	病例组（group = 1）	对照组（group = 0）	合计
有（吸烟=1）	a	b	$a + b$
无（不吸烟=0）	c	d	$c + d$
合计	$a + c$	$b + d$	$a + b + c + d$

那么病例组与对照组吸烟因素暴露比值之比，称为暴露比值比，如式 11.7 所示。

$$\{[a/(a + c)]/[1 - a/(a + c)]\}/\{[b/(b + d)]/[1 - b/(b + d)]\} = (a/c)/(b/d) = \mathrm{OR} \qquad （式11.7）$$

这个式子和 $[P_1/(1 - P_1)]/[P_0/(1 - P_0)]$ 一样！至此，大家应该能够明白 Logit 变换与 OR 值之间的奇妙关系了。

○ 案例实战

有医生研究分析某种疾病复发的风险因素，回顾性搜集了本科室 316 名该病患者的资料，变量赋值如表 11.2 所示，试对该疾病复发的风险因素进行分析。（数据文件：data11.1.sav）

表11.2　变量赋值

变量	编码	赋值
复发情况	Y	1=复发，0=未复发

续表

变量	编码	赋值
年龄	$X1$	1=≥70 岁，0=<70 岁
性别	$X2$	0=男，1=女
职业	$X3$	1=工人专业技术人员，2=农民，3=退休，4=无业
学历	$X4$	1=小学及以下，2=中学，3=大学及以上
婚姻状况	$X5$	1=已婚，2=未婚，3=丧偶，4=离异
住地类型	$X6$	1=城市，2=乡镇
吸烟	$X7$	1=是，2=否
入院类型	$X8$	1=急诊，2=门诊
病程	$X9$	月（month）
病情程度	$X10$	1=1级，2=2级，3=3级，4=4级

◔ 案例解析

（1）本例主要是探讨某疾病复发的风险因素，其中因变量为复发与否，属于二分类。

（2）自变量共有 10 个，其中 $X1$，$X2$，$X6$，$X7$，$X8$ 属于二分类变量，可以直接带入；$X9$ 为数值变量可以用原型带入模型；$X4$，$X10$ 为等级变量，也可以用原值带入；但是 $X3$ 和 $X5$ 属于多项无序分类，不可以用原值带入。

（3）无序多分类需要设置哑变量，对于 $X5$，赋值 1，2，3，4，只是对该变量不同水平的赋值，并没有大小关系。如果把 1，2，3，4 代入，则软件会认为其为数值或等级。设置哑变量就是在 1，2，3，4 中选择一个为参照，其他三个都与这个比，就构成了 3 个二分类变量。如果以 1 为参照，则产生 2/1，3/1，4/1 共 3 个二分类，同理 $X3$ 也要进行哑变量处理。

（4）模型构建重在策略，这里将按照"先单后多"的策略进行，即先进行单因素分析，对有意义的变量再采用多因素分析。

（5）因为单因素分析往往会忽视其他因素的混杂作用，为了尽量减少对重要因素的遗漏，我们在进行单因素分析时，可以设置 $P < 0.1$ 为检验水准。

◔ 实战步骤

（1）打开数据文件 data11.1.sav。

（2）依次单击"分析–回归–二元 Logistic 回归"，弹出二元 Logistic 回归对话框。

（3）将复发与否（Y）放入因变量框，将 $X1$ 放入自变量框。

（4）单击"选项"按钮，勾选"EXP(B) 置信区间 95%"，单击"继续"按钮。

（5）回到二元 Logistic 对话框，单击"确定"按钮，运行程序，结果如图 11.1 所示。

（6）对 $X1 \sim X10$ 单独进行上述单因素分析，注意 $X3$ 和 $X5$ 分析时要设置哑变量。

（7）对单因素分析结果 $P < 0.1$ 的自变量，再次进行多因素分析，即重新分析，将自变量 $P < 0.1$ 一起放入模型分析，最终得到多因素分析的结果。

11章

➲ 结果解读

下面这些图展示的是单因素分析有统计学意义的自变量结果。我们详细解释图11.1，对其他图就不再进行详细解释了。由图11.1可见，显著性$P = 0.004 < 0.05$，说明单因素分析，发现$X1$与旧病复发有关系。后面$\text{EXP}(B) = \text{OR} = 1.932$，说明年龄≥70的患者的复发风险是年龄<70岁患者的1.932倍，其95%置信区间为1.233～3.028。

如果要写出方程，则$\text{Logit}(P) = -0.490 + 0.659 \times X1$。然而，对于Logistic回归，我们一般不再关注其方程，重点关注的是EXP(B)，因为这可以解释风险的强弱。图11.2至图11.10为其他自变量单因素分析的结果。

方程中的变量

		B	标准误差	瓦尔德	自由度	显著性	Exp(*B*)	EXP(*B*) 的 95% 置信区间 下限	上限
步骤 1[a]	X1	0.659	0.229	8.252	1	0.004	1.932	1.233	3.028
	常量	-0.490	0.168	8.469	1	0.004	0.613		

a. 在步骤 1 输入的变量：X1。

图 11.1　自变量$X1$（年龄）单因素二元Logistic回归结果

方程中的变量

		B	标准误差	瓦尔德	自由度	显著性	Exp(*B*)	EXP(*B*) 的 95% 置信区间 下限	上限
步骤 1[a]	*X*2	0.413	0.234	3.115	1	0.078	1.512	0.955	2.393
	常量	-0.294	0.143	4.196	1	0.041	0.746		

a. 在步骤 1 输入的变量：X2。

图 11.2　自变量$X2$（性别）单因素二元Logistic回归结果

方程中的变量

		B	标准误差	瓦尔德	自由度	显著性	Exp(*B*)	EXP(*B*) 的 95% 置信区间 下限	上限
步骤 1[a]	*X*3			11.391	3	0.010			
	*X*3(1)	0.339	0.294	1.327	1	0.249	1.404	0.788	2.499
	*X*3(2)	1.096	0.339	10.440	1	0.001	2.992	1.539	5.817
	*X*3(3)	0.459	0.572	0.642	1	0.423	1.582	0.515	4.857
	常量	-0.592	0.244	5.868	1	0.015	0.553		

a. 在步骤 1 输入的变量：X3。

图 11.3　自变量$X3$（职业）单因素二元Logistic回归结果

注意$X3$是无序多分类，设置以第一个类别为参照的哑变量，这是设置后分析的结果，$X3$整体有统计意义，$P = 0.010$，具体为$X3(2)$与参照有差异，只要任何一个显著性$P < 0.05$，则都认为$X3$与Y有关系。

方程中的变量

		B	标准误差	瓦尔德	自由度	显著性	Exp(*B*)	EXP(*B*) 的 95% 置信区间 下限	上限
步骤 1[a]	*X*4	0.057	0.215	0.069	1	0.792	1.058	0.694	1.613
	常量	-0.215	0.309	0.485	1	0.486	0.806		

a. 在步骤 1 输入的变量：X4。

图 11.4　自变量$X4$（学历）单因素二元Logistic回归结果

方程中的变量

		B	标准误差	瓦尔德	自由度	显著性	Exp(B)	EXP(B) 的 95% 置信区间	
								下限	上限
步骤 1ᵃ	X5			0.033	3	0.998			
	X5(1)	-0.144	0.826	0.030	1	0.861	0.866	0.171	4.372
	X5(2)	-0.154	0.988	0.024	1	0.876	0.857	0.124	5.944
	X5(3)	-0.128	0.867	0.022	1	0.883	0.880	0.161	4.816
	常量	0.000	0.816	0.000	1	1.000	1.000		

a. 在步骤 1 输入的变量：X5。

图 11.5　自变量 X5（婚姻状况）单因素二元 Logistic 回归结果

X5 也是无序多分类，也要设置哑变量，这是哑变量分析结果，P 均 >0.05，无统计学意义。

方程中的变量

		B	标准误差	瓦尔德	自由度	显著性	Exp(B)	EXP(B) 的 95% 置信区间	
								下限	上限
步骤 1ᵃ	X6	-0.863	0.301	8.232	1	0.004	0.422	0.234	0.761
	常量	1.430	0.561	6.499	1	0.011	4.177		

a. 在步骤 1 输入的变量：X6。

图 11.6　自变量 X6（住地类型）单因素二元 Logistic 回归结果

方程中的变量

		B	标准误差	瓦尔德	自由度	显著性	Exp(B)	EXP(B) 的 95% 置信区间	
								下限	上限
步骤 1ᵃ	X7	-0.116	0.242	0.230	1	0.631	0.890	0.554	1.431
	常量	-0.102	0.137	0.562	1	0.453	0.903		

a. 在步骤 1 输入的变量：X7。

图 11.7　自变量 X7（吸烟）单因素二元 Logistic 回归结果

方程中的变量

		B	标准误差	瓦尔德	自由度	显著性	Exp(B)	EXP(B) 的 95% 置信区间	
								下限	上限
步骤 1ᵃ	X8	-0.379	0.261	2.108	1	0.147	0.684	0.410	1.142
	常量	0.343	0.350	0.964	1	0.326	1.410		

a. 在步骤 1 输入的变量：X8。

图 11.8　自变量 X8（入院类型）单因素二元 Logistic 回归结果

方程中的变量

		B	标准误差	瓦尔德	自由度	显著性	Exp(B)	EXP(B) 的 95% 置信区间	
								下限	上限
步骤 1ᵃ	X9	0.028	0.018	2.422	1	0.120	1.029	0.993	1.066
	常量	-0.603	0.319	3.578	1	0.059	0.547		

a. 在步骤 1 输入的变量：X9。

图 11.9　自变量 X9（病程）单因素二元 Logistic 回归结果

方程中的变量

		B	标准误差	瓦尔德	自由度	显著性	Exp(B)	EXP(B) 的 95% 置信区间	
								下限	上限
步骤 1ᵃ	X10	1.983	0.282	49.548	1	0.000	7.266	4.183	12.622
	常量	-2.434	0.344	49.934	1	0.000	0.088		

a. 在步骤 1 输入的变量：X10。

图 11.10　自变量 X10（病情程度）单因素二元 Logistic 回归结果

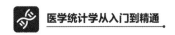

至此单因素分析结束，我们以 $P < 0.1$ 为检验水准，筛选出 $X1$、$X2$、$X3$、$X6$ 和 $X10$ 这 5 个单因素有意义的变量。将 5 个因素同时放入模型，采用向后 LR 法得到结果如图 11.11 所示。

		B	标准误差	瓦尔德	自由度	显著性	Exp(B)	EXP(B) 的 95% 置信区间 下限	EXP(B) 的 95% 置信区间 上限
步骤 1ᵃ	$X1$	0.548	0.265	4.263	1	0.039	1.729	1.028	2.908
	$X2$	0.662	0.274	5.847	1	0.016	1.939	1.134	3.316
	$X6$	-0.853	0.336	6.453	1	0.011	0.426	0.221	0.823
	$X10$	2.093	0.296	49.955	1	0.000	8.111	4.539	14.492
	常量	-1.560	0.722	4.667	1	0.031	0.210		

方程中的变量

a. 在步骤 1 输入的变量：X1, X2, X6, X10。

图 11.11　多因素二元 Logistic 回归结果

结果可见，$X1$、$X2$、$X6$ 和 $X10$ 均有统计学意义。注意，在多因素分析时，此时的检验水准是 $P < 0.05$。多因素分析的结果就是最终文章发表时要表达的结果。

我们最终发现 $X1$、$X2$ 和 $X10$ 为风险因素，$X6$ 为保护因素。$X1$、$X2$ 和 $X10$ 的作用机制和影响，与先前对 $X1$ 的解释相似。$X6$ 的解释为居住在乡镇的患者该病复发的风险是居住在城市的患者的 0.426 倍。

◯ 结果表达

在展示 Logistic 回归模型的结果时，统计表和森林图都是常用的表达方式。为了简洁明了地呈现结果，我们通常采用一个综合的统计表来同时展示单因素分析和多因素分析的结果。虽然标准的统计表格式有其特定的规范，但为了让读者能够更清晰地理解数据，我们在表 11.3 中采用了非标准的格式，并通过添加竖线来区分不同的分析类型和变量。这样的设计旨在提高表格的可读性和实用性。

表 11.3　某病复发风险因素分析

因素	单因素分析 OR	单因素分析 95%CI	单因素分析 P	多因素分析 OR	多因素分析 95%CI	多因素分析 P
年龄（$X1$）	1.932	1.233 – 3.028	0.004	1.729	1.028 – 2.908	0.039
性别（$X2$）	1.512	0.955 – 2.393	0.078	1.939	1.134 – 3.316	0.016
职业（$X3$）						
$X3$（1）	1.404	0.788 – 2.499	0.249			
$X3$（2）	2.992	1.539 – 5.817	0.001			
$X3$（3）	1.582	0.515 – 4.857	0.423			
学历（$X4$）	1.058	0.694 – 1.613	0.792			
婚姻状况（$X5$）						
$X5$（1）	0.866	0.171 – 4.372	0.861			
$X5$（2）	0.857	0.124 – 5.944	0.876			
$X5$（3）	0.880	0.161 – 4.816	0.883			

续表

因素	单因素分析			多因素分析		
	OR	95%CI	P	OR	95%CI	P
住地类型（$X6$）	0.422	0.234 – 0.761	0.004	0.426	0.221 – 0.823	0.011
吸烟（$X7$）	0.890	0.554 – 1.431	0.631			
入院类型（$X8$）	0.684	0.410 – 1.142	0.147			
病程（$X9$）	1.029	0.993 – 1.066	0.120			
病情程度（$X10$）	7.266	4.183 – 12.622	0.000	8.111	4.539 – 14.492	0.000

⊃ 案例讨论

（1）在本案例中，我们对 10 个因素进行了单因素分析，设定了 $P<0.1$ 作为检验水准，这是为了更全面地捕获可能对结果有影响的变量，防止遗漏重要变量。值得注意的是，如果一开始我们以 $P<0.05$ 作为检验水准，那么性别（$X2$）这一因素由于其单因素分析的 $P=0.078$，可能会无法进入后续的多因素分析。然而，通过最终的多因素分析，我们确实发现 $X2$ 与疾病是否复发有关，这进一步说明了在初步筛选时适当放宽检验水准的重要性。

（2）当我们拥有足够大的样本量时，也可以考虑将专业上认为有意义的变量直接全部纳入模型进行多因素比较。需要明确的是，建模并没有固定的金标准，只有相对更优的建模策略。在实际操作中，我们需要结合统计学的原则和实践经验，选择最适合当前研究的建模方法。

（3）二元 Logistic 回归是 Logistic 回归中最基础且最常见的类型，它在学术研究和论文发表中占据了显著的地位。然而，当我们的研究涉及等级变量或多项无序分类的结局变量时，仍然可以采用 Logistic 回归的方法。这时，我们需要运用有序 Logistic 回归或多项 Logistic 回归来适应数据的特点。尽管它们的实现原理与二项 Logistic 回归相似，但通过对结局变量的适当拆分，我们可以构建多个二项 Logistic 回归模型来解决问题。具体细节和操作方法，可以参考其他书籍或文献。

（4）关于哑变量的设置方法，由于这是一个相对复杂且技术性较强的内容，我们将在配套的视频中进行详细讲解。

（5）"先单后多法"只是目前建模过程中的一种常用策略，它并非唯一的建模方法。实际上，模型构建的策略多种多样，它们的选择取决于具体的研究目的、数据类型和样本量等因素。为了更全面地介绍这些策略，我们将在后面的章节中专门开设一章进行讲解。

11.2　其他 Logistic 回归

Logistic 回归有四种，当 Y 为二分类时，是二项 Logistic 回归；当 Y 是等级变量时，是有序 Logistic 回归；当 Y 是多项无序分类时，是多项 Logistic 回归；当采用配对设计，Y 为二分类时，是条件 Logistic 回归。本章只讲了最常用的二项 Logistic 回归，其应用占各种 Logistic 回归的 85% 以上。二项 Logistic 回归基本思想是其他几种回归的基础，其他几种回归的学习请参考相关书籍。

第12章

生存分析

在这个世界上，任何事物的演变和发展都与时间息息相关。同样地，我们研究的结局变量是否发生，也必然受到时间因素的影响。然而，之前我们采用的多种研究方法在评估时往往忽视了时间这一关键因素。

举个例子，当我们说医生A治疗某疾病的有效率为85%，而医生B的有效率为50%，并且这两者的结果通过卡方检验显示存在显著的差异时，我们可能会直接认为医生A的医术高于医生B。这种推论在表面上看似合理，但当我们深入考虑时间因素时，结论可能就不再那么确定了。

具体来说，如果医生A虽然治疗的有效率高达85%，但需要长达12个月的治疗时间；而医生B虽然有效率仅为50%，但仅需要3个月的治疗周期。在这种情况下，仅从有效率这个单一指标来比较两位医生的医术就显得过于片面了。因为在实际应用中，我们不仅要考虑治疗的效果，还要考虑治疗的时长和效率。既考虑结局，又考虑发生结局时间的统计分析方法，就叫作生存分析（survival analysis）。

12.1　生存分析基础概念

生存分析与前面讲过的统计分析相比，有些特殊之处，因此会有一些特殊的指标与概念，我们一起先学习一下，然后再开始实战。

12.1.1　基础概念

⊃ 1. 生存时间

生存时间（survival time）指从某个起始事件开始，到出现我们想要得到的终点事件的发生所经历的时间，也称为失效时间。生存时间具有两个特点：分布类型不确定，一般表现为正偏态分布；数据中常含有删失数据（censored data），删失又分为左删失、右删失和区间删失，我们通常指的是右删失，如图12.1所示。

⊃ 2. 完全数据

完全数据（completed data）指从事件开始到事件结束，观察对象一直都处在观察范围内，我们得到了事件从开始到结束的准确时间。

⊃ 3. 删失数据

删失数据是指在研究分析过程中由于某些原因，未能得到所研究个体的准确时间，这个数据就是删失数据，又称为不完全数据。产生删失数据的原因有很多，在随访研究中删失主要是由失访（联系不上被研究者）、时到（研究约定的时间到了，终止试验）和死于其他（因为其他原因死亡，而非研究疾病导致，如死于交通事故）导致的，在动物实验研究中删失大多是由于观察时间已到，不能继续下去导致的。

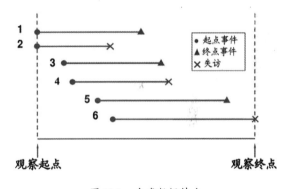

图12.1　生存数据特点

图12.1反映了生存数据的特点，其中1、3和5为完全数据（有始有终），2、4和6为删失数据。

⊃ 4. 生存概率

生存概率是指从某时间段开始，存活的个体到该时间段结束时仍存活的可能性。

生存概率 = 下一时段开始的人数 / 该时段开始的人数 = 1 − 死亡概率。

⊃ 5. 生存函数

生存函数是指个体生存时间 T 大于或等于 t 的概率，又称为累积生存概率，或生存曲线。

$S(t) = P(T > t)$ = 生存时间大于或等于 t 的病人数 / 随访开始的病人总数。$S(0)$ 为 1，$S(\infty)$ 趋近于 0。

⊃ 6. 半数生存时间

半数生存时间是指 50% 的个体存活且有 50% 的个体死亡的时间，又称为中位生存时间。因为生存时间的分布常为偏态分布，故用半数生存时间较平均生存时间更加严谨。

⊃ 7. 风险函数

风险函数是指在生存过程中，t时刻存活的个体在t时刻的瞬时死亡率，又称为危险率函数、瞬时死亡率、死亡率等。一般用$h(t)$表示。

$h(t)=$死于区间$(t,\ t+\Delta t)$的病人数 / 在t时刻尚存的病人数 $\times \Delta t$。

12.1.2　生存分析方法

生存分析方法按照使用参数与否，一般可以分为以下三种。

⊃ 1. 参数方法

数据必须满足相应的分布。常用的参数模型有：指数分布模型、Weibull分布模型、对数正态分布模型、对数Logistic分布模型、gamma分布模型。

⊃ 2. 半参数方法

半参数方法是目前非常流行的生存分析方法，相对而言，半参数方法比参数方法灵活，比非参数方法更易解释分析结果，常用的半参数模型为Cox模型。

⊃ 3. 非参数方法

当数据没有参数模型可以拟合时，通常可以采用非参数方法进行生存分析。常用的非参数模型包括寿命表法和Kalpan – Meier法。

目前生存分析最常用的方法即寿命表法、Kaplan – Meier法和Cox回归法，可谓"生存三法"，绝大多数生存分析是采用上述三法的。我们一直在谈统计分三级，即"初级统计说一说，中级统计比一比，高级统计找关系"，而寿命表法就是生存分析的"初级统计说一说"，Kaplan – Meier法就是生存分析的"中级统计比一比"，Cox回归法就是生存分析的"高级统计找关系"。

12.2　生存分析实战

12.2.1　寿命表法

⊃ 案例实战

某医院对132例女性卵巢癌患者术后生存情况进行了12年随访，据此计算女性卵巢癌患者术后各年的生存率。（数据文件：data12.1.sav）

⊃ 案例解析

（1）本研究旨在观察132例女性卵巢癌患者术后的生存情况，并进行了长达12年的随访。我们不仅关心患者是否发生死亡，还特别关注死亡发生的时间。因此，为了更准确地分析这些数据，我们采用了生存分析这一统计方法。

（2）由于本研究并未涉及多组间的比较，而是针对单一组别的患者进行了数据收集和描述，我们选择了寿命表法作为主要的分析工具。寿命表法能够很好地展示一组人群在不同时间点的生存概率，从而为我们提供有关患者生存情况的直观信息。

（3）在数据整理方面，我们注意到这些数据并非以个案形式逐条录入，而是以区组资料的形式进行整理。尽管这种情况可能会对某些分析方法造成一定的限制，但寿命表法依然能够很好地适应这种数据形式。因此，在综合考虑了数据的特性和研究目的之后，我们决定采用寿命表法进行数据分析。

‌➲ **实战步骤**

（1）打开数据文件，data12.1.sav。

（2）依次单击"数据-个案加权"，对"人数"进行加权。

（3）依次单击"分析-生存分析-寿命表法"，将生存时间放入时间框，显示时间间隔从0到11，按照1年分组。然后，单击"选项"按钮，勾选"寿命表（L）"和"生存分析（S）"，如图12.2和图12.3所示。

（4）单击"确定"按钮，运行程序，查看结果。

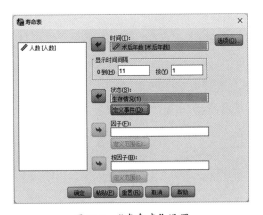

图12.2 "寿命表"设置

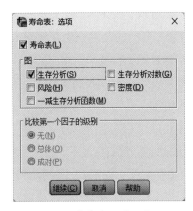

图12.3 "寿命表：选项"设置

‌➲ **结果解读**

（1）寿命表：我们主要看图12.4中标出的部分。

寿命表[a]												
时间间隔开始时间	进入时间间隔的数目	时间间隔内撤销的数目	有风险的数目	终点事件数	终止比例	生存分析比例	期末累积生存分析比例	期末累积生存分析比例的标准误差	概率密度	概率密度的标准误差	风险率	风险率的标准误差
0	132	6	129.00	3	0.02	0.98	0.98	0.01	0.023	0.013	0.02	0.01
1	123	5	120.50	8	0.07	0.93	0.91	0.03	0.065	0.022	0.07	0.02
2	110	2	109.00	9	0.08	0.92	0.84	0.03	0.075	0.024	0.09	0.03
3	99	0	99.000	18	0.18	0.82	0.68	0.04	0.152	0.033	0.20	0.05
4	81	2	80.000	5	0.06	0.94	0.64	0.04	0.043	0.019	0.06	0.03
5	74	4	72.000	10	0.14	0.86	0.55	0.05	0.089	0.027	0.15	0.05
6	60	3	58.500	14	0.24	0.76	0.42	0.05	0.132	0.033	0.27	0.07
7	43	1	42.500	10	0.24	0.76	0.32	0.04	0.099	0.029	0.27	0.08
8	32	0	32.000	6	0.19	0.81	0.26	0.04	0.060	0.024	0.21	0.08
9	26	2	25.000	3	0.12	0.88	0.23	0.04	0.031	0.018	0.13	0.07
10	21	2	20.000	11	0.55	0.45	0.10	0.03	0.126	0.034	0.76	0.21
11	8	2	7.000	6	0.86	0.14	0.01	0.01	0.086	0.000		

a. 生存分析时间中位数为6.40

图12.4 寿命表结果

第1列：表示时间间隔的开始时间，其中"0"代表第一年，"1"代表第二年，依此类推。这种表示方式有助于我们清晰地了解每个时间段内患者的生存情况。

第2列：记录了在每个时间间隔开始时，参与试验的受试者人数。

第3列：记录了在这些时间间隔内由于各种原因（如失访或其他原因导致的非终点事件等）而"撤销"或"删失"的受试者数目。例如，在第一年内，有6人因各种原因而删失。

第4列：表示在每个时间间隔开始时，实际处于风险（可能经历终点事件，如死亡）中的受试者数目。在本例中，第一年实际有风险的人数为129人，这是因为软件在计算时将删失的6人按某种方式（如平均分配）算作有效人数，从而得出132（总人数）−3（等效删失人数）=129（有风险人数）。

第5列：记录了实际发生终点事件（如死亡）的受试者数目。

第6列：显示了在该时间间隔内，终点事件数与有风险人数的比例，例如，第一年的比例为3/129≈0.0232，在表格中四舍五入为0.02。

第7列：生存分析比例，即在该时间间隔结束时，未发生终点事件的受试者占初始有风险人数的比例，如第一年为0.98，即1−0.02=0.98。

第8列：表示的是累积生存概率，即在某个时间点之前，受试者存活的概率。由于是第一年，生存概率和累积生存概率是相同的。

在寿命表的底部，我们找到了一个关键指标——生存分析时间中位数（中位生存时间），在本例中为6.40年。这意味着在接受了手术的女性卵巢癌患者中，有一半的人可以存活超过6.40年。寿命表法主要关注的三个指标为生存概率、累积生存概率和中位生存时间，它们为我们提供了关于患者生存状况的重要信息。

（2）生存曲线：如图12.5所示，生存曲线反映的是终点事件发生的速度，从图中可见，下降比较均匀。一个比较好的生存曲线是前期下降平缓，自研究的最后曲线才急剧下降；比较差的生存曲线是前期直接急剧下降，随后趋于平缓，直至研究结束。

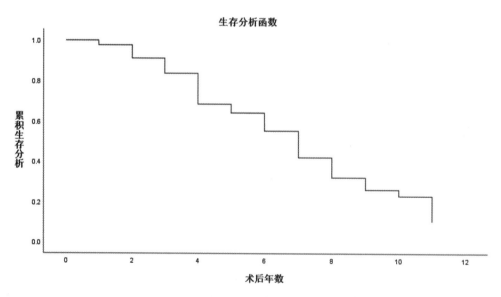

图 12.5　生存曲线

12.2.2　Kaplan-Meier法

描述不是目的，我们科研试验往往是想找到较好的措施或方法，即需要进行组间生存率的比较，于是Kaplan-Meier法登场了。Kaplan-Meier法利用概率乘法定理计算生存率，又称乘积极限法，适用于小样本或大样本未分组资料的分析。

⊃ **案例实战**

某医院对80例某病患者随机化分组后，一组为对照组，一组为试验组，试验组采用某种干预措施，对照组不采用任何干预措施，观察患者生存时间。试通过Kaplan-Meier法进行生存分析，要求评价干预措施有无效果，同时绘制生存曲线图。（数据文件：data12.2.sav。）

⊃ **案例解读**

本例数据按照每个个案结果记录，即每行代表1个病人，并记录病人的结局和出现结局的时间，同时考虑了一个分组因素，先比较两组疗效是否有差别，属于生存分析的"中级统计比一比"，适合采用Kaplan - Meier法。本例组别（1：试验组，2：对照组）、时间单位为月，生存情况（0：死亡，1：删失，2：试验结束时仍存活）。

⊃ **实战步骤**

（1）依次单击"分析-生存分析-Kaplan Meier"，如图12.6所示，将生存时间放入时间框，生存情况放入状态框，组别放入因子框。

（2）比较因子：勾选"秩的对数""布雷斯洛""塔罗内-韦尔"，其中"秩的对数"就是Log rank法，较为常用。然后，单击"继续"按钮，返回Kaplan - Meier对话框，如图12.7所示。

（3）单击"选项"按钮，选择"生存分析函数"，然后再单击"继续"按钮，返回主对话框，最后单击"确定"按钮，运行程序，查看结果。

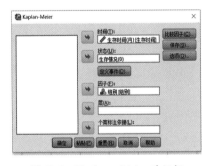

图 12.6　Kaplan - Meier 对话框

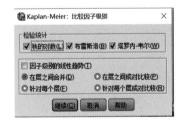

图 12.7　"Kaplan-Meier：比较因子级别"设置

⊃ **结果解读**

（1）生存分析表：此表不重要，虽然计算了每个个案的生存过程，但由于表格过大，此处不再展示。

（2）描述与比较：图12.8的上部分为两种方法分析生存时间的平均值和中位数，因为生存数据基本是右侧拖尾数据，不符合正态分布，所以采用中位数描述较为合适。通过对比分析，试验组的中位生存时间为154个月，而对照组的中位生存时间为71个月。从这两个数值上看，两组之间的生存时间存在显著的差异，但这仅仅是基于直观感受的判断，要确认这种差异是否具有统计学意义，还需要进一步的统计分析。

在图12.8的下半部分，我们展示了三种不同统计方法的比较结果。其中，Log Rank检验的结果显示 $x^2 = 6.115$，$P = 0.013 < 0.05$，这一结果表明两组的中位生存时间存在显著差异。基于这一统计证据，我们可以认为试验组的生存时间优于对照组。另外，Breslow和Tarone-ware法的结果与Log Rank检验一致，进一步支持了我们的结论。这些统计方法为我们提供了有力的证据，证明试验组在生存时间上具有显著的优势。

生存分析时间的平均值和中位数								
	平均值[a]				中位数			
			95% 置信区间				95% 置信区间	
组别	估算	标准 错误	下限	上限	估算	标准 错误	下限	上限
prednisolone 组	134.421	8.991	116.797	152.044	154.000	15.263	124.084	183.916
对照组	98.717	10.909	77.335	120.099	71.000	23.842	24.269	117.731
总体	117.169	7.492	102.485	131.854	127.000	18.654	90.437	163.563

a. 如果已对生存分析时间进行检剔，那么估算将限于最大生存分析时间。

总体比较			
	卡方	自由度	显著性
Log Rank (Mantel-Cox)	6.115	1	0.013
Breslow (Generalized Wilcoxon)	7.630	1	0.006
Tarone-Ware	7.118	1	0.008

针对 组别 的不同级别进行的生存分析。
布等同性检验。

图12.8　Kaplan - Meier法结果

（3）生存曲线：生存曲线如图12.9所示，从结果可见，上面的线为试验组的生存曲线，下面的线为对照组的生存曲线，试验组的生存率要高于对照组。

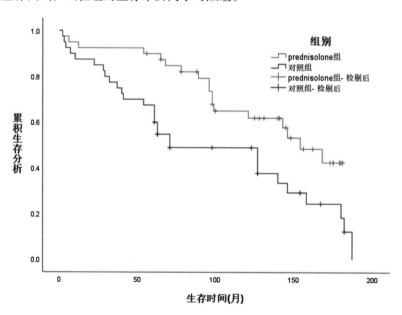

图12.9　生存曲线

12.2.3　Cox回归

当我们研究影响结局发生的因素众多，且我们不仅仅关心不同因素各水平之间是否存在差异，而是想要像Logistic回归那样，量化每个因素对结局发生的风险时，Kaplan-Meier法不再适用。此时，我们需要转向更为复杂的生存分析回归方法，其中最常用且功能强大的就是Cox回归。

Cox回归的基本假设为各个因素对死亡风险的作用强度在整个研究期间都是恒定的，即满足等比例风险的假设。在此前提下，Cox回归能够构建生存时间与多个危险因素之间关系的数学模型，从而量化这些危险因素对结局发生风险的影响程度。这种模型不仅能够帮助我们理解哪些因素与生存时间有关，还能够预测在不同风险因素作用下，个体的生存概率和生存时间。

⊃ **案例实战**

某研究者想研究肺癌四种亚型的生存时间有无差别，收集了一些肺癌病例的数据。要求列出Cox回归的主要分析结果，并能给出合理的解释。（数据文件：data12.3.sav）

⊃ **案例解析**

本例研究肺癌死亡的风险因素，结局变量包括存活时间与生存状态，影响因素包括肺癌类型（1：腺癌，2：大细胞癌，3：小细胞癌，4：鳞癌）、健康指数、确诊时间、性别和年龄。其中肺癌类型为无序多分类，应该设置哑变量。

⊃ **实战步骤**

（1）依次单击"分析-生存分析-Cox回归"，将生存时间放入时间框，将生存状态放入状态框。

单击"定义事件"按钮，在单值框中填入"1"，单击"继续"按钮返回主界面。将其他的各因素全部选入协变量框中。不同的数据在初步分析后可以选择相应的方法，当自变量个数较多时建议选择"向前：LR法"，或者先将每个协变量独自选进模型，再将有意义的协变量一起选进模型，选择"输入法"。本例采用"向前：LR法"，如图12.10所示。

（2）分类协变量定义：将肺癌类型放入分类协变量框，软件默认与最后一个类别比较，如果想与第一个类别比较，可以在勾选"第一个"复选框后，单击"变化量"按钮更改。如果分类变量编码为1、2、3、4，都想与2比较，先将2重新编码为1或4，然后进行相应设置进行比较。

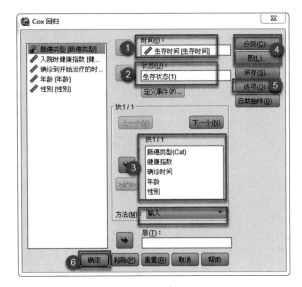

图12.10　生存分析COX回归

（3）图设置：一般勾选"生存分析"即可，如果想看风险函数图，勾选"风险"即可。

（4）选项设置：勾选"Exp（B）"即可。

⇨ 结果解读

（1）模型检验：模型系数检验如图 12.11 所示。我们发现"向前:LR法"构建的 2 个有意义的模型，P 均 <0.05。

模型系数的 Omnibus 检验[c]

步长	-2 对数似然	总体（得分）			从上一步进行更改			从上一块进行更改		
		卡方	自由度	显著性	卡方	自由度	显著性	卡方	自由度	显著性
1[a]	397.907	39.871	1	0.000	35.914	1	0.000	35.914	1	0.000
2[b]	381.097	53.316	4	0.000	16.810	3	0.001	52.723	4	0.000

a. 在步骤号 1：入院时健康指数 处输入的变量。
b. 在步骤号 2：肺癌类型 处输入的变量。
c. 起始块号 1：方法 = 向前步进（似然比）。

图 12.11　模型系数检验

（2）方程中的变量：Cox 回归结果如图 12.12 所示，发现第一个方程包含入院时健康指数，HR = 0.958，HR 可以理解为 OR，参照 OR 解释即可，可见入院健康指数每升高一个级别，病人死亡风险减少 0.042。第二个方程包含入院健康指数和肺癌类型，健康指数解释同上，肺癌类型解释如下：当是肺癌类型（1）而不是肺癌类型（4）时，死亡风险增加 3.284 倍；当是肺癌类型（2）而不是肺癌类型（4）时，死亡风险增加 1.663 倍；当是肺癌类型（3）而不是肺癌类型（4）时，死亡风险增加 4.054 倍。在第二个方程中，入院健康指数每增加一个等级，死亡风险降低 0.040。与第一个方程略有差异，因为第一个方程为单因素分析结果，第二个方程则考虑了肺癌类型因素的影响。

方程中的变量

		B	SE	瓦尔德	自由度	显著性	Exp(B)	95.0% Exp(B) 的 CI	
								下限	上限
步骤 1	入院时健康指数	-0.043	0.007	36.433	1	0.000	0.958	0.944	0.971
步骤 2	肺癌类型			14.220	3	0.003			
	肺癌类型(1)	1.455	0.442	10.812	1	0.001	4.284	1.800	10.196
	肺癌类型(2)	0.979	0.417	5.516	1	0.019	2.663	1.176	6.030
	肺癌类型(3)	1.620	0.449	13.007	1	0.000	5.054	2.095	12.189
	入院时健康指数	-0.040	0.007	29.661	1	0.000	0.960	0.947	0.974

图 12.12　Cox 回归结果

⇨ 知识拓展

Cox 回归在建模过程中通常建议先进行单因素分析，对筛选出的具有统计学意义的单变量进行进一步的多因素分析。当研究因素全部为分类变量时，可以使用 Kaplan-Meier 法来进行单因素筛选，以评估不同分类水平对生存时间的影响。然而，如果研究因素中包含连续性计量资料，如本例中的年龄，则可以直接使用 Cox 回归进行单因素筛选，因为 Cox 回归能够处理这类变量。

需要强调的是，统计建模并不仅仅是掌握统计软件的操作，更重要的是对数据的深入理解、对专业领域的准确把握以及分析者自身的经验积累。一个优秀的统计模型离不开科学严谨的数据收集、合理的统计方法选择以及分析者丰富的实践经验。因此，在进行 Cox 回归或其他统计建模时，我们都应该保持对数据和研究问题的敏感性和洞察力，以确保模型的有效性和可靠性。

第13章

医学诊断试验与ROC曲线

经常有学员询问松哥："为什么国内很多关于统计的教材的案例都是医学的呢？"我时常以"可能是医学比较好学吧"作为轻松的回应，虽然是一句玩笑话，但确实，在诸多关于统计的教材中，医学案例占据了显著的地位。究其原因，一方面是因为这些教材的作者往往具有医学统计的背景，因此更倾向于使用医学领域的实例；另一方面，医学领域为统计方法提供了丰富的应用场景，许多统计技巧在医学研究中都能找到其实际价值，并展现出显著的效果。比如Meta分析，这一原本在心理学领域应用的方法，在引入医学后，竟然成了国内科研工作者在SCI期刊发表文章的一大得力工具。本章要介绍的ROC曲线，全称受试者工作特征曲线（Receiver Operating Characteristic Curve），它最初是用来评估雷达系统的性能，在医学领域得到应用后，成了医学诊断试验中不可或缺的重要分析工具。

13.1 诊断试验与ROC概述

诊断是指医生运用各种检查手段和方法，对受试者进行全面细致的检查，以明确或排除某种疾病的过程。广义上，诊断试验涵盖了各种实验室检查、仪器检测，以及通过病史询问和体检收集到的所有临床资料。简而言之，当医生面对身体不适的患者时，会采用某种或多种检查方法，以确定患者是否存在疾病。

在医学领域，能够百分之百准确诊断某种疾病的方法，我们通常称之为"金标准"。这些金标准方法，如肿瘤的病理切片检查等，虽然准确性高，但往往伴随着高昂的成本、耗时长、操作复杂、可能给患者带来较大损伤等不利因素。因此，医学界一直在寻求更为简便、快捷、低损伤的检测方法作为替代，如X射线、超声波、CT扫描、磁共振成像以及血液检查等。

这些替代检测指标可能与疾病存在直接的因果关系，也可能只是疾病发生的结果，或者是与疾病共享同一病因的结果。不论其关系如何，这些指标与疾病之间必然存在着某种程度的相关性。

诊断试验的评价是指通过将这些替代检测方法与"金标准"进行比较，以评估其准确性、可靠性及实用性。只有当替代检测方法达到一定的准确性和可靠性要求时，才能被广泛应用于临床实践中。这种比较和评价的过程，就是诊断试验的评价。表13.1展示了诊断试验评价表，用于记录和分析各种检测方法的性能数据。

表13.1 诊断试验评价表

诊断试验	金 标 准		合计
	病人	正常人	
阳性	a （真阳性）	b （假阳性）	$a+b$
阴性	c （假阴性）	d （真阴性）	$c+d$
合计	$a+c$	$b+d$	$a+b+c+d$

诊断试验的评价指标包括真实性、可靠性与效益评价。真实性评价常用指标如下，其中的灵敏度与特异度与ROC有关。

$$灵敏度（真阳性率）：Se = a/(a+c) \times 100\%$$

$$假阴性率 = c/(a+c) \times 100\%$$

$$特异度（真阴性率）：Sp = d/(b+d) \times 100\%$$

$$假阳性率 = b/(b+d) \times 100\%$$

$$约登指数 = 灵敏度 + 特异度 - 1$$

❍ 案例实战

对 80 例糖尿病患者及 520 例正常人在口服葡萄糖 2 小时后进行血糖试验，若以血糖≥7.2mmol/L 为阳性标准，其诊断试验结果如表 13.2 所示，请用上述指标对此试验的真实性进行评价。

表 13.2　诊断试验结果

试验 （血糖测定）	金　标　准		合计
	糖尿病病人	正常人	
阳性 （≥7.2mmol/L）	72 （真阳性 a）	167 （假阳性 b）	239
阴性 （<7.2mmol/L）	8 （假阴性 c）	353 （真阴性 d）	361
合计	80	520	600

$$灵敏度 = a/(a+c) \times 100\%$$

$$灵敏度 = 72/(72+8) \times 100\% = 90.0\%$$

在确诊的糖尿病病人中，血糖试验阳性或异常人数所占的比例为 90.0%。

$$特异度 = d/(b+d) \times 100\%$$

$$特异度 = 353/(167+353) \times 100\% \approx 67.9\%$$

在正常人中，血糖试验阴性或正常的人数所占的比例约为 67.9%。

$$假阴性率 = c/(a+c) \times 100\%$$

$$假阴性率 = 8/(72+8) \times 100\% = 10.0\%$$

在确诊的糖尿病病人中，血糖试验为阴性或正常的人数所占的比例为 10.0%。

$$假阳性率 = b/(b+d) \times 100\%$$

$$假阳性率 = 167/(167+353) \times 100\% \approx 32.1\%$$

在正常人中，血糖试验阳性或异常的人数所占的比例约为 32.1%。

$$约登指数 = 90.0\% + 67.9\% - 1 = 57.9\%$$

在探讨诊断试验的评价时，我们首先需要明确的是，使用某种检测方法将待检测的病人分为阳性和阴性两类是至关重要的。这种分类需要依据某个界值（阈值）来进行，并且这一界值的选择应当与"金标准"进行比较，以构建诊断试验评价的四格表。

在上例中，当对 80 例糖尿病病人和 520 例正常人在口服葡萄糖 2 小时后进行血糖检测时，我们需要选择一个血糖界值作为判断阳性的标准。在这里，血糖≥7.2mmol/L 被选作界值。然而，我们不禁要问，为何选择这个特定的数值作为界值？

观察图 13.1 中正常人与糖尿病人在口服葡萄糖 2 小时后血糖的分布，我们可以明显看到两者的分布并非完全独立，而是存在交叉区域。这意味着，无论我们选择哪个血糖值作为界值，都不可避免地会出现假阳性（正常人被误诊为病人）或假阴性（病人被误诊为正常人）的情况。

面对这样的困境，我们如何选择一个合适的诊断界值呢？这正是ROC曲线发挥作用的地方。

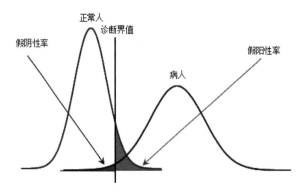

图13.1　正常人与糖尿病人在口服葡萄糖2小时后血糖的分布

ROC曲线的核心理念在于，当面对连续性或等级性的检测指标时，我们可以设定一系列可能的诊断界值，并据此构建诊断试验的一系列四格表。随后，利用软件计算出每一个诊断界值对应的灵敏度和特异度。接着，以灵敏度（真阳性率）作为Y轴，以1-特异度（假阳性率）作为X轴，绘制一条连续性的曲线，即ROC曲线（见图13.2）。ROC曲线最左上角的点所对应的界值，即为灵敏度和特异度均达到最大的界值，通常被视作最佳的诊断界值。

对于为什么横坐标选择1-特异度而非特异度本身，这是因为如果直接使用特异度作为横坐标，得到的ROC曲线是一个向上开口的曲线（见图13.3），这不利于我们计算和比较不同ROC曲线下的面积。而采用1-特异度作为横坐标，则可以得到一个向右上方凸起的曲线，这样的曲线形状更便于统计上的计算，特别是当我们需要计算ROC曲线下的面积来评估诊断试验的性能时。因此，选择1-特异度作为横坐标是一种更便捷和实用的方式。

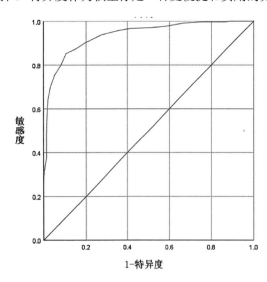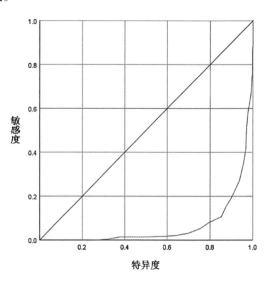

图13.2　单指标ROC曲线图（以1-特异度作为横坐标）　图13.3单指标ROC曲线图（以特异度作为横坐标）

同时，不同诊断指标的ROC曲线下的面积（area under curve，AUC）不同，如图13.4所示，AUC越大，说明该指标的诊断能力越强，所以AUC可以用于不同诊断指标之间诊断效能的比较。

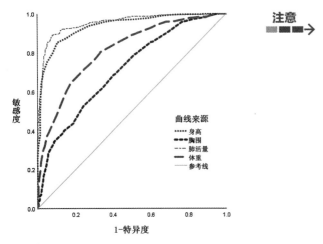

图 13.4　多指标ROC曲线图

注意 ➡ ROC曲线可以帮助我们筛选诊断界值，筛选的指标可以是等级变量指标（医学影像诊断和心理学评价）和数值变量指标（定量检验的实验室指标）。如果只研究单个指标，则可以通过ROC曲线寻找到诊断最佳界值；如果同时研究多个指标，则可以通过多指标ROC曲线来确定哪个指标更具诊断价值，并找到最佳诊断界值。

在我们面对临床中的诊断问题时，以下是指导我们如何进行评价的一些基本的思路。

首先，进行诊断试验的关键是要有"金标准"，这是确定受试对象是否为病人的权威依据。一旦我们有了"金标准"，就可以将受试对象分为病人和正常人两类。接下来，我们会对某个待评价的方法（指标）进行诊断试验评价。

（1）对于二分类指标，我们可以直接将待评价的二分类指标与"金标准"进行比较，构建一个诊断试验的四格表，并据此进行评价。例如，肾区叩痛（痛和不痛）与肾脏结石之间的关系就可以通过这种方法来评估。

（2）如果待评价的是一个多项无序分类指标，我们需要将其拆分为多个二分类问题，然后与"金标准"结果构建多个诊断试验四格表进行评价。虽然这种方法计算简单，但过程较为烦琐，比如研究血型（A、B、O、AB）与某种疾病的关系，可以将血型分为A和B/O/AB；B和A/O/AB；O和A/B/AB；AB和A/B/O；A/B和O/AB；A/O和B/AB；A/AB和B/O；B/O和A/AB；B/AB和A/O；O/AB和A/B；B/O/AB和A；A/O/AB和B；A/B/AB和O；A/B/O和AB。这组合太多了，好在这种情况临床很少见。你可能会说，上述某种情况不就是并联或串联吗，注意单指标多分类只可能是并联，不可能是串联，因为某个人只能是A型血或B型血，不可能既是A型血又是B型血。不同指标才有串联和并联两种可能。

（3）对于单个等级变量指标，如果该指标与疾病的关系是单调递增或递减的，评价过程相对简单。例如，研究肺门密度级别（I/II/III/IV）与肺结核的关系时，只需设定不同的阈值即可。如果不是单调关系，则需要像处理多项无序分类指标一样进行拆分。

（4）对于单个数值变量（连续性指标），如果与疾病的关系是单调递增或递减的，我们可以直接采用ROC曲线来寻找合适的界值。如果关系复杂，则需要更复杂的分析方法。

（5）如果有多个数值变量，且它们与疾病的关系都是单调的，那么我们可以使用多指标ROC曲线来找到较优的指标及其诊断界值。

（6）如果拥有多个已经有判断标准的诊断试验指标，那么我们可以进行联合诊断试验。常见的联合方式包括串联和并联，串联可以提高特异度，并联可以提高灵敏度。例如，头晕、头痛和耳鸣这三个指标可以单独评价，也可以进行串联和并联试验。

（7）对于没有诊断标准的多个指标，即无论是二分类、多分类还是数值型，我们都可以采用回归模型进行联合诊断。

AUC取值为 $0 \leqslant AUC \leqslant 1$。当 $AUC > 0.5$ 时，越接近1说明诊断的准确性越高；当 $AUC = 0.5$ 时，说明诊断完全不起作用；当 $AUC < 0.5$ 时，不符合实际情况。一般认为 $0.5 < AUC \leqslant 0.7$ 表示诊断价值较低；$0.7 < AUC \leqslant 0.9$ 表示诊断价值中等；$AUC > 0.9$ 表示诊断价值高。

13.2　连续性计量资料ROC

➲ 案例实战

某天，我产生了一个有趣的想法，希望通过分析590名大学生的性别、身高、体重、胸围和肺活量数据，来探索是否可以使用身高、体重、胸围和肺活量这四个指标来预测或"诊断"大学生的性别，其中，我们将男性标记为1，代表"非标准"或"异常"，仅在此案例背景下作为标签使用，并不代表真实意义上的健康异常；将女性标记为2，代表"标准"或"正常"。虽然性别并非疾病状态（有病与无病），但这一思路在统计学和机器学习领域具有类似的研究价值。这个案例不仅可以作为一个有趣的探索，还能够为后续的多种分析提供基础数据。（数据文件：data13.1.sav）。请回答如下几个问题。

1. 用身高诊断性别的AUC是多少？身高诊断性别界值如何确定？

2. 身高、体重、胸围及肺活量四个指标哪个诊断的准确性较好？

13.2.1　问题1的ROC实战

➲ 实战步骤

打开数据库，依次单击"分析-分类-ROC曲线"，如图13.5所示，将身高放入检验变量框中，将组别放入状态变量框中，并且输入"状态变量"的变量值1。"选项"无须设置。在"显示"选项中，四个选项都选，然后单击"确定"按钮，运行程序。注意，状态值一定要设置正确，否则ROC曲线可能会倒置，甚至AUC会小于0.5。

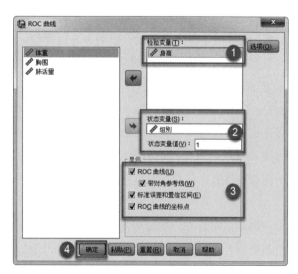

图13.5　ROC曲线

⤷ 结果解读

图 13.6 为 ROC 曲线结果，从图中可见，ROC 曲线下面积比较饱满，目测效果应该不错。其中对角线针对的面积为 0.5，我们做出的 ROC 曲线远远高于对角线，说明效果不错。

图 13.7 为曲线下面积，本例 AUC = 0.936，说明本例采用身高来诊断性别的正确性将达到 93.6%，95% 置信区间为 0.917 ～ 0.955。

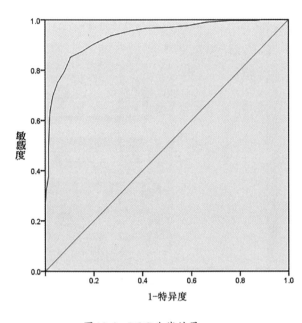

图 13.6 ROC 曲线结果

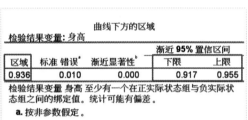

图 13.7 曲线下面积

如何确定身高的诊断界值？

ROC 制定诊断界值，采用约登指数（Yuden Index，YI）最大法，YI = 灵敏度 + 特异度 − 1。SPSS 没有直接帮我们算出诊断界值，结果如图 13.8 所示，第一列为具体的身高值，第二列和第三列为该身高值对应的灵敏度和 1−特异度。因此，我们需要产生一个新的变量 YI，让其等于第二列减去第三列，即灵敏度 −（1 − 特异度）= 灵敏度 + 特异度 − 1。我们双击激活图 13.8，将数据复制，重新构建到一个 SPSS 数据集中，利用 compute（计算功能），计算出 YI，然后对 YI 进行降序排列即可找到最大的 YI，与其对应的身高值即为诊断界值。

上述操作比较简单，此处我们直接给出最终结果，如图 13.9 所示，发现最大约登指数 YI = 0.75，对应的身高值为 164.25cm，即以身高 ≥ 164.25cm 作为诊断男大学生的标准，其 YI 为 0.75。

曲线的坐标

检验结果变量：身高

大于或等于此值时为正[a]	灵敏度	1−特异度
144.000	1.000	1.000
146.000	1.000	0.990
147.500	1.000	0.983
148.500	1.000	0.965
149.500	1.000	0.962
150.500	1.000	0.923
151.250	1.000	0.895
151.750	1.000	0.892
152.500	0.997	0.868
153.250	0.997	0.815
153.750	0.997	0.812
154.500	0.997	0.760
155.500	0.993	0.704
156.500	0.990	0.662
157.500	0.977	0.585
158.500	0.970	0.512

图 13.8 曲线坐标

注意，图13.9中变量特异度1代表的是1-特异度，因为1-特异度不符合SPSS变量命名规范，所以用特异度1来代表。

	✐ 身高	✐ 灵敏度	✐ 特异度1	✐ YI
1	164.250	0.851	0.105	0.75
2	164.750	0.848	0.105	0.74
3	163.500	0.875	0.153	0.72
4	165.500	0.795	0.080	0.72
5	162.500	0.901	0.195	0.71
6	166.500	0.752	0.052	0.70

图13.9　诊断界值的确定

13.2.2　问题2的ROC实战

➲ **实战步骤**

继续打开上述数据库，分析ROC曲线，如图13.10所示，将"身高、体重、胸围和肺活量"放入检验变量框中；将"组别"放入状态变量框中，同时设定状态值；显示框中四个选项全选，单击"确定"按钮，运行程序，查看结果。

➲ **结果解读**

图13.11为多指标ROC曲线结果，结果显示用于诊断性别而言，由好到差的指标依次为肺活量、身高、体重和胸围。

图中A、B、C、D、E分别代表肺活量、身高、体重、胸围和参考线。图13.12为各指标的AUC，根据其数值大小，也可以初步判定各指标诊断价值的大小。

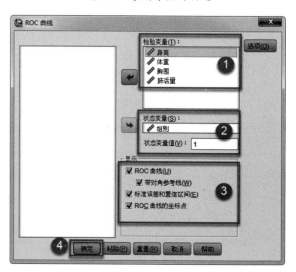

图13.10　ROC曲线

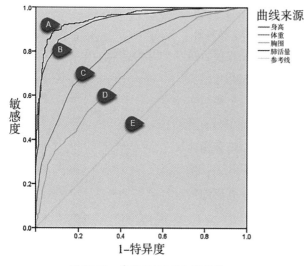

图13.11　多指标ROC曲线结果

曲线下方的区域				
			渐近95%置信区间	
检验结果变量	区域	标准错误[a]	渐近显著性[b]	下限	上限
身高	0.936	0.010	0.000	0.917	0.955
体重	0.811	0.017	0.000	0.777	0.845
胸围	0.712	0.021	0.000	0.671	0.752
肺活量	0.953	0.008	0.000	0.937	0.969

检验结果变量 身高、体重、胸围、肺活量中，至少有一个在正实际状态组与负实际状态组之间的绑定值。统计可能有偏差。
a. 按非参数假定。
b. 原假设：真区域 = 0.5。

图13.12　ROC曲线下面积

我们不能根据AUC值大小或者置信区间范围是否重叠来区分各指标的诊断能力，具体比较需要对各指标的 AUC 进行 Delong 检验。

操作步骤：依次单击"分析–分类–ROC 分析"，弹出如图 13.13 所示的界面，按照图中所示进行设置，然后单击"确定"按钮，运行程序，结果如图 13.14 所示，从结果可知，不同指标 AUC 两两比较的结果。

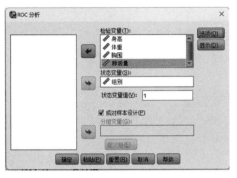

ROC 曲线下的成对样本区域差异						
	渐近			标准误差差值[b]	渐近 95% 置信区间	
检验结果对	Z	显著性（双尾）[a]	AUC 差异		下限	上限
身高 - 体重	8.171	0.000	0.125	0.164	0.095	0.155
身高 - 胸围	10.928	0.000	0.225	0.175	0.184	0.265
身高 - 肺活量	-1.524	0.128	-0.017	0.134	-0.038	0.005
体重 - 胸围	6.451	0.000	0.100	0.194	0.069	0.130
体重 - 肺活量	-8.352	0.000	-0.142	0.160	-0.175	-0.109
胸围 - 肺活量	-11.882	0.000	-0.241	0.170	-0.281	-0.202

a. 原假设：真区域差异 = 0。
b. 按非参数假定。

图 13.13　ROC 分析界面　　　　图 13.14　不同指标 AUC 两两比较的结果（Delong 法）

13.3　大小优指标 ROC 曲线

经过深入的学习，我们会发现 ROC 曲线虽然原理简单易懂，但在实际操作中却时常会面临各种复杂和棘手的问题。例如，当遇到同时包含"大小优指标"的情况时，如何准确地绘制 ROC 曲线，这在许多教材或专著中可能并未详细提及。这就需要我们凭借丰富的实战经验来灵活应对和解决问题。在学习的道路上，我们常常会遇到"书到用时方恨少"的尴尬情况，因此，除了依赖书籍，我们还需要不断积累实践经验和提升解决问题的能力。

⊃ **案例实战**

虚构一个案例：某人采用身高、体重、胸围和肺活量诊断某种疾病的价值，部分数据展示如图 13.15 所示。（数据文件：data13.2.sav）

在制作 ROC 曲线时，你可能会发现体重这一指标的 ROC 曲线（曲线中最下面的那一条）的曲线下面积（AUC）低于参考线，这看似表明体重作为单一指标对于性别分类几乎没有诊断价值。然而，在解读这一结果时，我们需要特别留意，对于某些特定的健康问题或分类任务，体重可能是一个"小优指标"，即虽然在单独使用时效果不佳，但

	组别	身高	胸围	体重	肺活量
1	正常	148.0	72.0	66.00	2449
2	正常	150.0	70.0	60.00	2323
3	正常	159.0	73.0	59.00	2810
4	正常	148.0	70.0	59.00	1510
5	正常	158.0	71.0	59.00	3050
6	正常	150.0	76.0	59.00	2507
7	正常	156.0	70.0	59.00	2415
8	正常	151.5	72.0	59.00	1715
9	正常	152.0	74.0	59.00	2554
10	正常	153.0	75.0	59.00	2351
11	正常	157.0	71.0	59.00	2200
12	正常	145.0	75.0	58.00	2288

图 13.15　数据展示（部分）

在与其他指标结合使用时，可能会提供有价值的附加信息，图 13.16 就展示了这种情况。

多指标 AUC 如图 13.17 所示，可见体重确实太差，AUC = 0.189，$P = 0.000$。

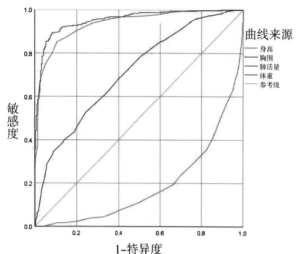

图 13.16　多指标ROC

曲线下方的区域					
检验结果变量	区域	标准 错误[a]	渐近显著性[b]	渐近 95% 置信区间	
				下限	上限
身高	0.936	0.010	0.000	0.917	0.955
胸围	0.712	0.021	0.000	0.671	0.752
体重	0.189	0.017	0.000	0.155	0.223
肺活量	0.953	0.008	0.000	0.937	0.969

检验结果变量 身高,胸围,体重,肺活量 至少有一个在正实际状态组与负实际状态组之间的绑定值。统计可能有偏差。

a. 按非参数假定。

b. 原假设：真区域 = 0.5。

图 13.17　多指标AUC

如果单独按照"小优指标"做，那么体重的ROC曲线如图 13.18 所示，也是非常不错的。

体重按照"小优指标"，AUC = 0.811，还是很不错的，如图 13.19 所示。

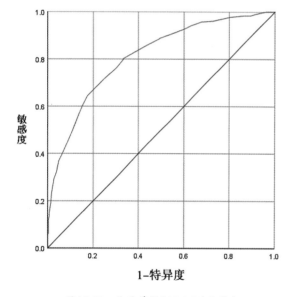

图 13.18　体重单指标ROC（小优）

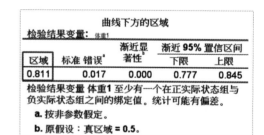

曲线下方的区域				
检验结果变量：体重1				
区域	标准 错误[a]	渐近显著性[b]	渐近 95% 置信区间	
			下限	上限
0.811	0.017	0.000	0.777	0.845

检验结果变量 体重1 至少有一个在正实际状态组与负实际状态组之间的绑定值。统计可能有偏差。

a. 按非参数假定。

b. 原假设：真区域 = 0.5。

图 13.19　体重AUC（小优）

⊃ 解决办法

身高、胸围、肺活量对于该病是大优指标，体重是小优指标，这是两个不同的方向。现在的问题是如何把图 13.18 合并到图 13.16 中，并且去掉图 13.16 中的体重线。

操作其实很简单，我们只要给体重来一个反向处理即可，比如本例产生一个新变量，体重1 = 100 − 体重，那么体重1数据就变成大优指标了，效果如图 13.20 所示。我们发表文章时，文中需要注明。

从图 13.21 可见，AUC 也全部对上了。

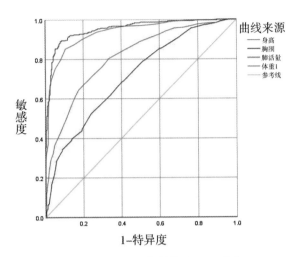

图 13.20　小优指标转换后 ROC 曲线

曲线下方的区域					
检验结果变量	区域	标准 错误[a]	渐近显著性[b]	渐近 95% 置信区间	
				下限	上限
身高	0.936	0.010	0.000	0.917	0.955
胸围	0.712	0.021	0.000	0.671	0.752
肺活量	0.953	0.008	0.000	0.937	0.969
体重1	0.811	0.017	0.000	0.777	0.845

检验结果变量 身高,胸围,肺活量,体重1 至少有一个在正实际状态组与负实际状态组之间的绑定值。统计可能有偏差。
a. 按非参数假定。
b. 原假设：真区域 = 0.5。

图 13.21　转换后 AUC 分析

13.4　等级指标 ROC 曲线

ROC 曲线是一种评估诊断或预测模型性能的方法，特别适用于确定诊断界值。当我们需要为某些指标设定一个明确的阈值，以便将个体划分为不同的类别（如健康与疾病）时，就需要寻找这个诊断界值。

对于连续性指标（数值变量），由于它们的取值范围广泛，通常需要确定一个合适的阈值来区分不同的状态或类别。这时，ROC 曲线就能帮助我们找到最佳的阈值，即在保证高敏感度的同时，尽可能提高特异度。

对于等级变量，如果疾病与等级资料之间存在单调关系（无论是单调递增还是单调递减），则同样可以利用 ROC 曲线来确定诊断界值。虽然等级变量的级别数通常不多，但我们可以通过数量化赋值（如 1、2、3、4、5）将其转化为数值型数据，然后代入 ROC 曲线进行分析。不过，由于等级变量只有整数取值，而 ROC 曲线分析可能产生小数形式的阈值，因此在利用 ROC 曲线确定诊断界值时，我们不能仅仅依赖统计分析的结果，而是要结合专业领域的知识和经验，综合考虑多种因素，以确保所得结论的科学性和实用性。

➲ 案例实战

先对 data13.2 的数据进行改造，将肺活量进行四分位数分组，然后产生一个新的变量，即肺活量等级，见数据 data13.3。现在尝试对等级变量进行 ROC 分析。

⊃ 实战步骤

操作步骤参照前面章节，如图13.22所示进行设置。

⊃ 结果解读

肺活量等级变量ROC曲线如图13.23所示，这里肺活量等级共4级（1、2、3、4），SPSS在ROC曲线制作时，最低一级（本例中为1级）是最小级别−1，故在内部处理时为0，最高一级为最大级别加1，本例为4 + 1 = 5。所以等级变量ROC一般不平滑，有点类似折线图，里面折点的数目为等级数加1。

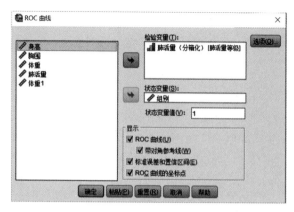

图13.22 等级变量ROC曲线

等级变量ROC如图13.24所示，从图中可见，AUC = 0.940，95%CI:0.920～0.959，效果还是不错的。

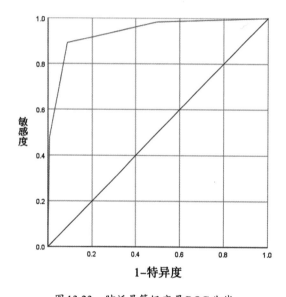

图13.23 肺活量等级变量ROC曲线

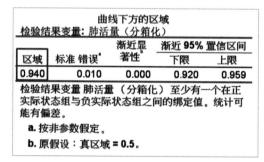

图13.24 等级变量ROC

图13.25展示了ROC曲线的相关坐标数据，该数据表分为三列。第一列是检测指标的潜在诊断界值，即我们需要在这些取值中确定一个合适的阈值作为诊断界值。第二列是灵敏度（Se），即实际患病且被正确诊断为患病的比例；第三列是1 − 特异度（1 − Sp），即实际健康但被错误诊断为患病的比例。

为了选择最佳的诊断界值，我们通常选择约登指数最大时的阈值，约登指数的计算公式为 Youden = Se + Sp − 1。对于图13.25中的数据，我们可以通过将第二列的灵敏度减去第三列的1 − 特异度，即 Se − (1 − Sp) = Se + Sp − 1，来计算约登指数。

按照上述公式，我们可以得到一张约登指数计算表，如图 13.26 所示。通过对比不同阈值下的约登指数，我们发现当等级为 2.5 时，约登指数达到最大值 80%。

然而，在解读这一结果时，我们必须结合专业知识。虽然 SPSS 分析给出了等级为 2.5 时的最优诊断界值，但在实际应用中，该检测指标只有 1、2、3、4 这四个等级，并不存在 2.5 这一等级。因此，我们需要结合图 13.25 中的第一列信息，即"大于或等于此值时为正"的判定标准，来确定实际应用的诊断界值。在这种情况下，等级≥2.5 应该解释为等级大于或等于 3 作为诊断界值。所以，在发表文章或进行实际应用时，我们应该明确指出肺活量等级≥3 作为诊断界值。

曲线的坐标
检验结果变量: 肺活量（分箱化）

大于或等于此值时为正[a]	灵敏度	1 - 特异度
0.00	1.000	1.000
1.50	0.983	0.498
2.50	0.891	0.087
3.50	0.479	0.007
5.00	0.000	0.000

检验结果变量 肺活量（分箱化）至少有一个在正实际状态组与负实际状态组之间的绑定值。

a. 最小分界值为最小实测检验值减 1，最大分界值为最大实测检验值加 1。所有其他分界值均为两个连续的有序实测检验值的平均值。

图 13.25　ROC 曲线坐标

等级	灵敏度	特异度1	Yuden
0.00	1.00	1.00	0.00
1.50	0.98	0.50	0.49
2.50	0.89	0.09	0.80
3.50	0.48	0.01	0.47
5.00	0.00	0.00	0.00

图 13.26　约登指数计算表

对于图 13.26，我们也可以这样解释：≥0（就是≥1）时 Yuden = 0.00；≥1.5（就是≥2）时 Yuden = 0.49；≥2.5（就是≥3）时 Yuden = 0.8；≥3.5（就是≥4）时 Yuden = 0.47；≥5 时，因为取值就没有 5，所以此时的灵敏度和特异度均为零。

虽然我们详细探讨了连续性变量（数值变量）和等级变量的 ROC 分析，以及如何通过 ROC 曲线确定单个指标的诊断界值，但每种指标都有其局限性。在实际应用中，为了提高诊断试验的灵敏度和特异度，我们常常需要将多种不同的指标进行联合分析。然而，多指标联合诊断的问题相对复杂，涉及多个指标的权重分配、交互作用等因素，需要更深入的研究方法。我们暂不深入涉及多指标联合诊断的详细方法，但希望此次讨论能够激发读者对 ROC 分析以及多指标联合诊断领域进一步探究的兴趣，从而为未来的学习与研究打下坚实基础。

第14章

医学统计图表

　　"人靠衣装，马靠鞍"，数据的呈现离不开统计图表的精心装点。在统计学的工作流程中，我们首先设计研究方案（如同决定今天中午的菜单），随后搜集资料（如同到菜场挑选新鲜的食材），接着整理资料（如同洗菜、切菜，为烹饪做好准备），再进行资料分析（如同下锅炒菜），最终得到结果报告与表达（如同将佳肴装盘上桌）。

　　统计图表正是统计结果的最终呈现，它们能够直观地展示数据的特征和规律。业界常说"一表胜千言，一图胜万语"，正是强调了统计图表在数据分析中的重要作用。即便是再精美的数据，如果缺乏恰当的呈现方式，也会让人感到索然无味。因此，在这一章中，我们将深入探讨统计表与统计图的制作与应用。

14.1　统计表

统计表（statistics table）是一种结构化的数据呈现方式，它将研究指标或统计指标及其取值以特定表格的形式展示。这种呈现形式以简洁明了、条理清晰的方式表达数据，从而便于我们阅读、比较和计算。

14.1.1　统计表的基本结构

统计表的基本结构包括：标题、标目、线条、数字及备注。统计表的基本结构如图 14.1 所示。

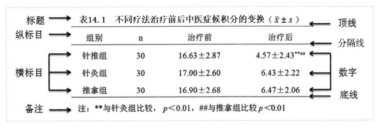

图 14.1　统计表的基本结构

⊃ 1. 标题

标题是统计表的名称，置于表的上方正中，要求用词确切、高度概括，说明表的主要内容。必要时注明资料来源的时间和地点，有多个表时需加编号，编号与标题同行，放在标题的前面，编号用"表"加上阿拉伯数字表示，如"表1""表14.1"。当文中只有一个表时，可以写成"附表"。

⊃ 2. 标目

标目通常包括横标目和纵标目，它们分别用于解释表格中每一行和每一列数据的具体含义。按照惯例，被描述的对象（通常按类别、属性等进行分组）会被放置在表格的左侧作为横标目，代表表格的主语部分；而纵标目则位于表格的上方、分隔线之上，用于描述横标目的特征或统计指标的具体内容，相当于表格的谓语部分。

当横标目和纵标目结合时，它们应该能够形成一个完整且通顺的句子，如同一个标题具有明确的意义。

在试验设计的三要素，即受试对象、研究因素和试验效应中，通常研究因素会被作为横标目来展示，而试验效应则作为纵标目进行描述。

对于复合表，除了横标目和纵标目，通常还会在它们之上添加一个总标目，以概括整个表格的核心内容。标目的内容应该按照一定的逻辑顺序进行排列，比如时间、事物的重要性、数量多少等，这样排列有助于揭示数据中的规律性。在需要的情况下，横标目的下方和纵标目的右侧可以设置合计栏，以便对数据进行汇总和比较。

⊃ 3. 线条

统计表中的线条力求简洁，至少要有三条横线，俗称"三线表"，顶线、底线和分隔线，有时根据需要也可以添加合计线，其余线条一般都应去掉。表格中不宜出现竖线和斜线，其中顶线和底线将表格与文章的其他内容分开，标目分隔线将标目的文字区与表格的数字区分开。部分表格还可以添加短横线将合计分开，或将两纵标目分开。

○ 4. 数字

表内数字用阿拉伯数字表示，同一指标的数据小数位数应该保持一致，并且小数点要对齐。表内一般不留有空格，如有缺失常用"…"表示，用"–"表示无数字，数据为0时记为"0"。

○ 5. 备注

表中不列备注项，如事有未尽，需要说明，可在需作说明的文字或数字的右上方标出"*""#"等符号，然后在表的下方以注释形式说明。

14.1.2 统计表制作的一般原则

统计表作为科学研究结果的呈现，务必工整规范，并且遵守通用的规范，这样便于读者阅读及同行间的交流，统计表制作一般遵循以下原则。

○ 1. 重点突出，一事一表

一个表一般只表达一项中心内容，不要把过多的内容放在同一个统计表中，如果内容较多，可以按照不同的内容对表格进行拆分，制备多个表格。通常表的维度不超过三维，超过三维的一般分开描述制表。

○ 2. 层次清楚

层次清楚要求标目的安排和分组要合理，符合逻辑，便于分析比较。表内各内容的排列应有一定的规则。对有统一次序的，如疾病严重程度、病理的分期等，应该按照规定的次序排列；没有一定次序的，可按照事物的重要性或频度高低排列；对变量频数分配资料可按照变量值的大小排列，把变量值小的放在上面；不同时期对比的内容，应该按照时间顺序排列。

○ 3. 简单明了

简单明了是指统计表中的文字、数字和线条等尽量从简。

14.1.3 统计表分类

根据说明事物主要标志的复杂程度，统计表可分为简单表和复合表。

○ 1. 简单表

只有一个主语和一个谓语组成的表格称为简单表，常用于相互独立的某个事物或某个事物不同水平间的比较。

○ 2. 复合表

复合表中主语为两个或两个以上，并与谓语结合起来，如表14.1所示。

表14.1 不同性别与工种肝癌死亡情况

调查对象	石棉厂工人			食品加工厂工人		
	观察人数	死亡人数	死亡率（%）	观察人数	死亡人数	死亡率（%）
男性	2126	8	0.37	1629	1	0.06
女性	1866	6	0.32	4705	3	0.06
合计	3992	14	0.35	6334	4	0.06

14.1.4　常见数据分析的统计表表达

前面给出的是统计表制备的通用规范，在实际应用中，不同期刊有自己的要求，因此，在撰写论文投稿时，最好看看欲投期刊的投稿规范。下面给大家整理了一些已发表论文中的统计表，以便大家在统计分析后，可以参照制表。

➲ 1. 数值变量组间比较表达

（1）两独立样本 t 检验统计表达。

两独立样本 t 检验统计表达如图 14.2 所示。

T0 时点两组孕妇指标水平($\bar{x}\pm s$)

指　标	感染组 ($n=43$)	未感染组 ($n=45$)	t 值	P 值
β-HCG(ng/ml)	4.42 ± 0.43	2.70 ± 0.33	3.407	0.046
hs-CRP(mg/l)	16.10 ± 1.60	10.16 ± 1.38	4.514	0.031
Npt(nmol/l)	14.50 ± 1.41	10.53 ± 0.92	3.894	0.040

图 14.2　两独立样本 t 检验统计表达

按照规范，分组信息一般为横标目，有时为了方便排版，也可以横标目和纵标目互换，统计分析的结果不变。

（2）配对样本 t 检验结果表达。

配对样本 t 检验结果表达如图 14.3 所示。

两组治疗前后 FEV1%比较 ($\bar{x}\pm s$)

组别	干预前	干预后	差值	t	P	95%CI
指标 A	62.97 ± 6.91	68.03 ± 5.04	5.06 ± 4.58	6.53	0.000	3.48-6.63
指标 B	63.06 ± 6.10	72.89 ± 5.20	9.83 ± 5.16	11.27	0.000	8.06-11.60

图 14.3　配对样本 t 检验结果表达

（3）带有基线的数值变量数据结果表达。

带有基线的数据是生物医药研究中常见的一种数据，对于数值变量，可以参考图 14.4 进行表达。

3 组患者治疗前后 S-AI、T-AI 评分比较($\bar{x}\pm s$)

组别	n	S-AI 评分			T-AI 评分		
		治疗前	治疗后	差值	治疗前	治疗后	差值
针　刺	39	45.85 ± 9.05	$39.21\pm7.67^*$	6.64 ± 1.97	47.72 ± 7.52	$41.62\pm6.24^*$	6.10 ± 1.85
MBCT	40	45.73 ± 10.03	$37.33\pm9.44^*$	$8.40\pm2.17^\#$	50.70 ± 8.69	$42.50\pm8.31^*$	$8.20\pm2.26^\#$
针刺＋MBCT	40	46.53 ± 9.11	$34.25\pm6.74^*$	$12.28\pm3.69^{\#\triangle}$	49.70 ± 9.65	$39.28\pm7.44^*$	$10.43\pm2.99^{\#\triangle}$

注：与治疗前比较，$^* P<0.05$；与针刺组比较，$^\# P<0.05$；与 MBCT 组比较，$^\triangle P<0.05$。

图 14.4　带有基线的数值变量数据结果表达

（4）单因素设计方差分析结果表达。

单因素设计方差分析是两独立样本 t 检验的扩大，所以其统计表的表达也类似，如图14.5所示。图14.5的表达方式可以写出 F 值和 P 值，相对来说更加严谨，更便于读者对数据进行分析核对。

不同病情严重程度患者 MIP-1α、MIP-1β、APACHE II 评分情况（$\bar{x} \pm s$）				
指标	轻症患者（$n=21$）	中度重症患者（$n=35$）	重症患者（$n=24$）	F 值	P 值
MIP-1α(ng/L)	243.55±68.68	423.55±70.23	472.33±72.16	21.208	<0.001
MIP-1β(ng/L)	32.33±4.32	45.24±4.23	51.34±4.34	12.481	<0.001
APACHE II 评分（分）	13.87±5.05	18.87±5.21	22.10±5.23	4.821	<0.001

图14.5 单因素设计方差分析结果表达（1）

单因素设计方差分析的结果可以通过表格的形式来直观表达，类似于图14.6。在表格中，可以添加特定的符号来指示哪些组别之间的比较达到了统计显著性水平，即 $P<0.05$ 或者 $P<0.01$。为了增强表格的说服力，应当在备注部分明确解释这些符号所代表的意义。

然而，仅通过符号来表示显著性可能不够充分，因为缺乏具体的 F 值和 P 值数据。因此，建议在表格的下方额外添加两行，分别列出对应比较的 F 值和 P 值。这样做可以使表格具有与图14.4相似的表达效果，不仅直观展示了哪些组别之间存在显著差异，还提供了具体的统计量来支持这些结论。这样的表格将更加完整和易于理解。

不同严重程度 NAFLD 患者 HMGB-1、IL-1β、Vaspin 水平及胰岛素抵抗指标的比较（$\bar{x} \pm s$）					
组别	n	HMGB-1(ng/mL)	IL-1β(pg/mL)	Vaspin(μg/L)	FINS(mIU/L)	HOMA-IR
轻度组	73	43.29±7.12	25.61±6.35	78.14±10.83	11.39±2.13	3.28±0.51
中度组	63	55.08±7.99*	30.14±7.54*	90.22±12.35*	15.02±2.58*	3.97±0.76*
重度组	52	67.31±8.74*△	41.06±8.43*△	104.38±16.54*△	18.41±3.05*△	4.31±0.73*△

注：与轻度组比较，* $P<0.05$；与中度组比较，△ $P<0.05$。

图14.6 单因素设计方差分析结果表达（2）

当方差分析涉及不同组别同时比较多个指标时，如果这些指标的正态性或方差齐性不一致，那么在一个统计表中表达所有信息可能会显得相当复杂。为了更清晰地呈现结果，我们可以参考图14.7所展示的表达方式。这种表达方式的特点在于，在备注中详细标注了每一组比较的具体 P 值以及所采用的统计分析方法。这种做法不仅有助于读者准确理解数据的统计分析结果，还能使其清楚地知道针对不同类型的数据或条件，应当如何选择和应用适当的统计方法。这种细致入微的标注方式对于国内的研究者来说，具有很高的参考价值和学习意义。

（5）析因设计方差分析结果表达。

析因设计是一种非常重要，且可以分析交互作用的设计，其结果表达方式可参考图14.8。

Table 2 Geometrical parameters of the femur midshaft at 40 weeks of age

	Control	SDT-+/+	SDT-fa/fa
BMC (mg)	3.62 ± 0.18	2.65 ± 0.15**	2.20 ± 0.05**
BMD (mg/cm³)	944.8 ± 24.9	867.9 ± 19.4*	826.9 ± 7.0**
Total area (cm²)	0.154 ± 0.009	0.122 ± 0.004#	0.107 ± 0.002#
Cortical thickness (cm)	0.089 ± 0.003	0.073 ± 0.003**	0.063 ± 0.001**,†
Minimum moment of inertia (mg cm)	1.67 ± 0.22	0.92 ± 0.09#	0.64 ± 0.03#,§
Polar moment of inertia (mg cm)	4.61 ± 0.50	2.73 ± 0.24#	2.04 ± 0.10#

Data represent mean ± SE; $n = 5$ per group

* $p < 0.05$ and ** $p < 0.01$ versus control rats by Tukey's test

\# $p < 0.05$ versus control rats by Steel–Dwass test

† $p < 0.05$ versus SDT-+/+ rats by Tukey's test

§ $p < 0.05$ versus SDT-+/+ rats by Steel–Dwass test

图14.7　单因素设计方差分析结果表达（3）

Table 2. Demographic and Clinical Characteristics Between NTFE Schizophrenia Patients With and Without Depressive Symptoms, Grouped by Sex

Characteristic	Male Patients[a] (n = 111)		Female Patients[a] (n = 129)		Category F (P Value)[b]	Sex F (P Value)[b]	Category × Sex F (P Value)[b]
	Depression (n = 69)	Nondepression (n = 42)	Depression (n = 62)	Nondepression (n = 67)			
Age, y	26.2 ± 8.2	26.7 ± 8.7	29.8 ± 10.0	29.8 ± 10.1	0.04 (.85)	7.55 (.006)	0.03 (.85)
Education, y	12.3 ± 3.4	12.3 ± 4.1	12.1 ± 2.9	13.0 ± 4.0	0.82 (.37)	0.24 (.63)	1.08 (.30)
Body mass index	21.9 ± 3.9	22.4 ± 3.5	22.4 ± 3.9	21.5 ± 3.9	0.10 (.75)	0.19 (.66)	2.11 (.15)
Age at onset, y	24.3 ± 8.0	24.5 ± 8.5	28.2 ± 10.2	27.2 ± 9.7	0.11 (.74)	7.31 (.007)	0.24 (.62)
PANSS							
Positive symptom subscale	25.9 ± 7.4	25.4 ± 7.2	26.7 ± 6.4	24.6 ± 5.2[c]	2.19 (.14)	0.002 (.96)	0.85 (.36)
Negative symptom subscale	22.9 ± 9.1	18.9 ± 7.7[d]	19.0 ± 7.5	18.0 ± 6.1	5.88 (.016)	5.40 (.021)	2.11 (.15)
General psychopathology subscale	47.5 ± 13.2	37.5 ± 9.2[e]	43.0 ± 9.8	35.0 ± 5.6[f]	47.81 (.000)	7.37 (.007)	0.65 (.42)
Total score	96.3 ± 21.9	81.8 ± 17.2[e]	88.7 ± 18.1	77.6 ± 11.7[f]	29.99 (.000)	6.51 (.011)	0.55 (.46)
Cognitive factor	9.3 ± 4.4	8.0 ± 3.9	7.9 ± 3.3	6.6 ± 3.0[c]	7.25 (.008)	8.15 (.005)	0.01 (.91)
HDRS-17 total score	15.7 ± 8.4	4.0 ± 1.9[e]	13.4 ± 5.9	3.8 ± 2.1[f]	211.1 (.000)	2.82 (.09)	2.08 (.15)

[a]Values are mean ± SD.

[b]P values are 2-tailed and the significance level is .05.

[c]P < .05 significant difference between female patients with depression and nondepression.

[d]P < .05 significant difference between male patients with depression and nondepression.

[e]P < .001 significant difference between male patients with depression and nondepression.

[f]P < .001 significant difference between female patients with depression and nondepression.

Abbreviations: HDRS-17 = 17-item Hamilton Depression Rating Scale, NTFE = never-treated first-episode, PANSS = Positive and Negative Syndrome Scale.

图14.8　析因设计方差分析结果表达

2. 分类变量组间比较表达

分类变量主要比较指标为率或构成比，表达方式分别如表14.2和表14.3所示。表14.2为率的比较，表14.3为构成比的比较。

表14.2　某医院用两种疗法矫治近视的近期有效率比较

矫治方法	有效人数	无效人数	有效率(%)	χ^2	P
新医疗法	32	32	50.0	6.43	0.011
眼保健操	18	46	28.1		
合计	50	78	39.1		

表14.3   DN组与无DN组2型糖尿病患者ACE基因型分布 [n(%)]

组别	DD	ID	II	合计
DN组	42(37.8)	48(43.3)	21(18.9)	111(100.0)
无DN组	30(21.7)	72(52.2)	36(26.1)	138(100.0)
合计	72(28.9)	120(48.2)	57(22.9)	249(100.0)

备注：$\chi^2 = 7.91$，$P = 0.019$。

3. 等级变量组间比较表达

等级变量的组间比较表达方式与分类变量组间比较相似，都属于交叉表系列。表14.4为典型的等级变量组间比较的表达方式。

表14.4   三种方法治疗慢性咽炎的疗效比较

治疗方法	治愈	显效	好转	无效	合计	平均秩次
综合治疗	76	12	8	4	100	117.82
电子治疗	22	54	14	10	100	179.74
中药治疗	52	24	20	4	100	153.94

备注：Kruskal Wallis Test（H检验），$\chi^2 = 31.113$，$P < 0.001$。

4. 三种变量类型都包含的复合表

在研究过程中，研究者经常需要考察多个指标，如果按照"一事一表"的原则，那么将会产生大量的统计表，这不仅会消耗大量的版面空间，还可能使得结果呈现烦琐而不易阅读。因此，在对研究基线进行组间比较时，研究者通常更倾向于采用一个综合的表来同时比较所有的基线指标，这样的表达方式既节省版面，又能清晰地展示各个指标之间的对比关系，多种形式指标的复合表如图14.9所示。

5. 线性回归结果表达

前面讲的是数值变量、等级变量和分类变量组间差异性比较的统计表的表达方式。所谓"高级统计找关系"，那么关系性统计分析（回归）统计结果如何表达呢？我们先看线性回归的结果，如表14.5所示。

Table 1. Baseline characteristics of participants and centres.

Characteristic	Exp (n = 23)	Con (n = 23)
Age *(yr)*, mean (SD)	56.6 (14.2)	58.4 (9.6)
Time post-stroke at baseline *(days)*, mean (SD)	43.7 (13.3)	43.3 (15.5)
MMSE[a], median (IQR)	27 (23 to 28.25)	28 (26 to 29.5)
Gender, n males (%)	15 (65)	12 (52)
Stroke type, n (%)		
ICVA	19 (83)	18 (78)
HCVA	4 (17)	5 (22)
Affected hemisphere, n right (%)	12 (52)	8 (35)
Aphasia, n (%)	5 (22)	6 (26)
Initial FMA arm score, n (%)		
0–11 points	19 (83)	17 (74)
12–18 points	4 (17)	6 (26)
Centres, participants treated, n (%)		
Beetsterzwaag	7 (30)	8 (35)
Doorn	4 (17)	4 (17)
Zwolle	12 (52)	11 (48)

Exp = experimental group, Con = control group, FMA = Fugl-Meyer Assessment arm score, HCVA = haemorrhagic cerebrovascular accident, ICVA = ischaemic cerebrovascular accident, MMSE = Mini Mental State Examination. [a]Not administered in subjects with aphasia.

图14.9　多种形式指标的复合表

表14.5　肺活量多重线性回归结果（步进法）

	β	SE	t	P	B 95.0% CI	
					下限	上限
（常量）	−1457.401	1267.051	−1.150	0.252		
性别 (1=女;2=男)	−828.692	105.974	−7.820	0.000	0.426	2.346
体重 (kg)	30.042	5.144	5.840	0.000	0.522	1.915
身高 (cm)	26.148	7.754	3.372	0.001	0.304	3.289

⊃ 6. Logistic 回归与 Cox 回归结果表达方式

Logistic 回归与 Cox 回归表达方式近乎一致，只不过 OR 值与 HR 值不同。它们目前主要有两种表达方式：一种如图 14.10 所示，这种表达方式比较严谨，模型结果的主要参数均已给出，方便读者更深入地理解模型结果；另一种如图 14.11 所示，只给出了效应量、95%CI 和 P 值，没有回归系数、标准误差和 Wald 卡方值。

相关指标多因素分析结果							
	B	S.E.	Wald	p	OR	90%CI	
						下限	上限
APACHE II 评分	0.215	0.013	270.230	0.000	1.240	1.208	1.272
总胆红素	0.012	0.002	48.826	0.000	1.012	1.008	1.015
尿素氮	0.256	0.022	131.128	0.000	1.291	1.236	1.349
饮酒　是	0.881	0.169	27.021	0.000	2.413	1.731	3.364
否	0ª				1		
呼吸机使用　是	0.432	0.166	6.811	0.009	1.540	1.114	2.131
否	0ª				1		
常量	−11.113	0.569	381.180	0.000	0.000		

图 14.10　Logistic 回归与 Cox 回归结果表达方式（1）

Table 4

Univariate and multivariate analysis of recurrence-free survival in patients with pancreatic cancer.

	Univariate analysis			Multivariate analysis		
Parameters	HR	95% CI	P	HR	95% CI	P
Age	0.95	0.52–1.74	0.868			
Gender	1.15	0.68–1.94	0.601			
Histological type	1.50	0.77–2.94	0.235			
Stage	1.41	0.98–2.03	0.062			
T classification	1.52	0.95–2.43	0.081			
N classification	1.96	1.13–3.40	**0.017**	1.96	1.11–3.47	**0.021**
M classification	0.79	0.19–3.34	0.747			
Residual tumor	1.70	1.21–2.38	**0.002**	1.58	1.13–2.21	**0.008**
TYMS	1.95	1.15–3.30	**0.013**	1.92	1.13–3.28	**0.016**

Bold values indicate $P < .05$ and is statistically significant. CI = confidence interval, HR = Hazard Ratio.

图 14.11　Logistic 回归与 Cox 回归结果表达方式（2）

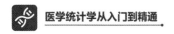

14.2 统计图

统计图（statistics chart）是通过运用点、线、面、体等几何图形，将数据以形象化的方式表达出来，旨在简化数据的阅读、比较和计算的过程。与统计表相比，统计图在表达资料的特征时更具直观性，能够迅速传达数据中的关键信息，并给读者留下深刻的印象。然而，有些统计图在呈现时可能未明确标出图形元素所代表的数值大小，在这种情况下，统计图只能提供数据的概略情况。为了更准确地理解数据，建议将这类统计图与相应的统计表结合使用，以便读者获取更完整、更精确的数据信息。

14.2.1 统计图的基本结构

统计图由标题、图域、标目、刻度和图例等要素构成，如图14.12所示。

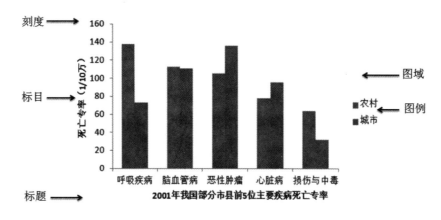

图 14.12　统计图结构示意图

⊃ 1.标题

与统计表类似，统计图通过标题来高度概括数据来源的时间、地点以及核心内容。标题应简洁明了，通常置于图的下方中央位置。同时，为了便于引用和识别，标题前需标注图形的编号。

⊃ 2.图域

图域即作图空间，用于绘制以纵轴和横轴为坐标系的图形。通常选择第一象限作为作图区域，并以两轴的交点为起始点。为了保持图形的视觉美感，图域的纵横比例建议为7∶5或5∶7。

⊃ 3.标目

标目用于描述被研究的事物或统计指标。横标目应置于横轴的下方，而纵标目则位于纵轴的左侧。当数据具有度量衡单位时，应在横标目和纵标目中明确标注这些单位。

⊃ 4.刻度

刻度是指在纵轴和横轴上按照从小到大的顺序排列的坐标数值。纵轴刻度自下而上，横轴刻度从左至右。刻度值一般标注在横轴下方和纵轴的外侧，以便读者清晰地识别数据的范围。

○ 5. 图例

当统计图需要表达不同事物或对象的统计量时，通常会采用不同的线形、图标或颜色以区分不同内容。此时，需要添加图例进行说明。图例可以放置在图域的空白处或图的右侧、下方等适当位置，以便读者能够轻松识别和理解不同统计量的含义。

14.2.2 统计图制作的一般原则

制作统计图应遵循以下基本原则。

○ 1. 选择合适的统计图

根据数据的性质和分析目的来选择合适的统计图类型。例如，表示事物各组成部分的构成情况时，可以选择饼图；频数分布资料则适用直方图；当数据内容各自独立时，直条图是一个好选择；表示事物数量随时间的发展过程时，线图能够清晰地呈现连续性变化；而点图则常用于表示两种事物之间的相关性和趋势。

○ 2. 确定图域或制图空间

除了饼图，通常使用直角坐标系的第一象限来表示图域或制图空间。这样的布局有助于读者直观地理解数据之间的关系。此外，长方形框架也常被用作表示图域，以确保图形的稳定性和美观性。

○ 3. 图形应准确、美观且清晰

在绘制统计图时，应确保图形的准确、美观和清晰。图形应准确反映数据的特点和关系，避免出现误导性的信息。同时，图形的外观应美观大方，色彩搭配合理，以吸引读者的注意力。最重要的是，图形应给人以清晰的印象，使读者能够轻松理解数据的含义和规律。

14.2.3 常用统计图的适用范围与绘制方法

医学中常用的统计图有直条图、构成图、线图、直方图、散点图等。下面以几个常用的统计图为例，讲述各自的适用范围和绘制方法。

○ 1. 直条图

直条图（bar chart），通常简称条图，是一种适用于展示相互独立资料的可视化工具。它通过等宽直条的长短来直观地表示各独立指标的数值大小及它们之间的对比关系。直条图分为单式和复式两种类型。单式直条图仅展示一个统计指标和一个分组因素，如图 14.13 所示；而复式直条图则包含一个统计指标和两个及以上的分组因素，如图 14.14 所示。

绘图要点如下。

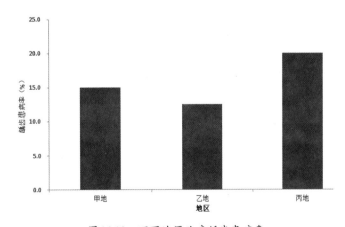

图 14.13　不同地区儿童龋齿患病率

（1）绘制直条图时，通常将横轴作为基线，用于表示各个观察项目；而纵轴则代表各个项目对应的指标的数值。直条一般竖放，但当需要分析的事物较多时，为了图形的清晰度和易读性，直条也可以考虑横放。

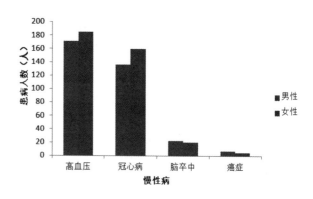

图 14.14　某地慢性病不同性别构成

（2）纵轴的设置至关重要。纵轴的刻度必须从"0"开始，并且等距离划分，以确保数据的准确表示。在一般情况下，纵轴不应被折断，因为这可能会改变各组间的对比关系。然而，如果某些数据明显偏离主体部分，为了使图形更加集中在某一特定区域，可以采用纵轴折断再续的方法，即在坐标轴上添加"//"符号来表示数据的间断。

（3）在同一个直条图中，刻度单位必须保持一致，代表同一数量的单位长度必须相等，以确保数据的准确性和可读性。

（4）直条的排列方式可以根据需要进行调整。一般来说，各直条可以按照指标值的大小进行排列，以便于读者快速识别数据的分布情况。如果数据之间存在自然顺序（如时间顺序），也可以按照自然顺序进行排列。

（5）各直条的宽度应保持相等，以确保数据之间的比较具有一致性。直条之间的间隔一般应与直条等宽或为其一半，以提高图形的可读性。

（6）当绘制复式直条图时，同一观察项目的各组之间不应有间距，以便于读者比较不同组之间的数据。不同组的各直条应采用不同的颜色或纹理加以区分，以便读者能够清晰地识别每个直条所代表的指标。此外，还应添加图例以解释不同颜色或纹理所代表的组别。

2. 构成图

构成图是用来描述构成比资料的图形，主要利用面积的大小来直观展示分类变量各类别所占的比例。常用的构成图包括饼图和百分条图。

（1）饼图。饼图（pie chart）是一种常用于展示事物各个组成部分构成情况的图形。它以圆的总面积代表事物的总数，并通过圆内各扇形面积来代表事物内部各组成部分的数量。

在绘制饼图时，通常将圆周360°分成100等份，每个等份为3.6°，各构成比分别乘以360°，得到各构成比圆心角的度数。通常以时钟12点的位置为起点，以圆的半径顺时针方向量出各圆心角度数，将圆分割成若干扇形，标出百分比。

为了增加图形的可读性和区分度，不同的扇形区域可以采用不同的颜色或纹理进行区分。此外，还可以添加文字说明或图例标注，以帮助读者更清晰地理解每个扇形区域所代表的类别和比例，如图14.15所示。

（2）百分条图。百分条图（percent bar chart）是一种以直条的面积为基础，设定为100%，通过各段面积的大小来表示事物内部各组成部分的构成比例的图表类型。

　　绘制要求：绘制一比例尺，然后以"0"为基线，绘制与比例尺等长的直条；按照事物内部各部分所占比例，从大到小或按照自然顺序将直条分成若干段，分割后的各段用不同颜色或纹理进行区分，标出百分比，并附加文字说明或图例标注，如图 14.16 所示。

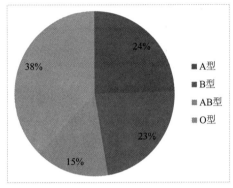

图 14.15　某次调查大学生血型构成饼图

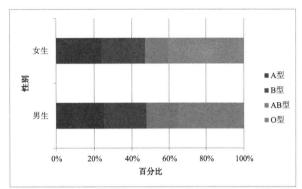

图 14.16　某次调查大学生血型构成百分条图

⊃ 3. 线图

　　线图适用于展示连续性数据的变化趋势。它通过线段的升降来描绘数值的变化，常用于描述某统计量随另一连续性变量或时间变化的趋势或速度。例如，某地不同时期某病的发病率。常见的线图包括普通线图和半对数线图。

　　（1）普通线图。普通线图的横坐标与纵坐标均采用算术尺度，主要用于展现事物随时间或另一变量的变化趋势，反映变化的绝对差异。制图要点如下。

　　①横轴通常代表时间或其他连续性变量，纵轴为待分析的统计指标。

　　②纵轴坐标可以根据数据分布灵活设定，不必从"0"开始，因此解读图形时需注意纵轴的起点坐标。

　　③若数据以组段为单位，通常将每组段的下限作为起点，数据点绘制在组段中间位置。

　　④各测定值标记点间用直线连接，不应过度修匀成光滑曲线。同时，直线不应随意延伸。

　　⑤纵轴与横轴的尺度间隔应恰当，以保持图形的清晰和比例适当，通常横轴和纵轴的比例推荐为7:5或5:7，以避免误导性的视觉效果。

　　⑥同一图域内应避免绘制过多的曲线，以免混淆。若需绘制多条曲线，应使用不同的线形或颜色进行区分。对于无数据的组段，可用虚线连接，并辅以图例说明。

　　（2）半对数线图。半对数线图的纵坐标采用对数尺度，横坐标采用算术尺度，适用于描述事物变化的速度，特别适用于所比较事物的绝对量差异较大的情况。绘图要点如下。

　　①横轴依然表示时间或其他连续性变量，纵轴为待分析的统计指标。

　　②通常在特制的半对数坐标纸上绘制；若条件有限，也可以将纵轴指标的实际观察值换算成对数后，在普通坐标纸上进行绘制。

③由于纵轴为对数尺度，其起点不能为"0"或小于"0"，常见的起点值有0.2、1、10等。例如，对表14.6的数据进行线图绘制，图14.17展示了普通线图，而图14.18则呈现了半对数线图。

表14.6　某地1975—1990年痢疾与百日咳死亡率

年度	痢疾	百日咳	年度	痢疾	百日咳
1975	1.45	0.22	1985	0.23	0.02
1980	0.82	0.05	1990	0.14	0.01

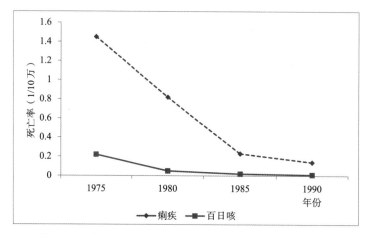

图14.17　某地1975—1990年痢疾与百日咳死亡率普通线图

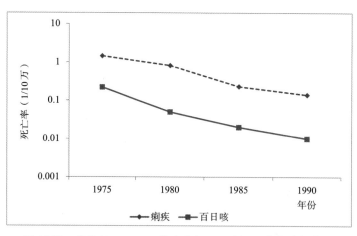

图14.18　某地1975—1990年痢疾与百日咳死亡率半对数线图

⊃ 4. 直方图

直方图（histogram）是展示连续性定量变量的频数分布或频率分布的有效工具，它能够揭示频数分布的主要特征和类型，并通过相连直条面积的大小直观地展示各组频数的多少。绘图要点如下。

①横轴用于表示变量，而纵轴则代表频数（次数）。在绘制直方图时，纵轴的刻度应从"0"开始，以确保数据的完整性和准确性。

②各直条间不留空隙，以确保直方图的整体性和连续性。同时，条与条之间可以用线条隔开，以便更清晰地区分不同的数据组，也可以选择不隔开以简化图形。

③对于组距相等的资料，可以直接依据纵轴的刻度绘制相应的直条面积，以反映各组频数的多少。而对于组距不等的资料，需要先进行换算，将所有资料的组距转化为相等的值，然后利用换算后的频数进行绘图，以确保图形的准确性和可比性。

④为了进一步比较两个或多个资料的频数分布特点，可以取直方图中各长方形的顶端中点相连，形成多边形图。这种多边形图能够更直观地展示不同资料频数分布的差异和相似性。

表14.7是某小学134名五年级男孩身高（cm）的频数表，可用直方图进行描述，如图14.19所示。

表14.7 某小学134名五年级男孩身高（cm）的频数表

分组	130～	132～	134～	136～	138～	140～	142～
人数	2	4	5	9	13	18	22
分组	144～	146～	148～	150～	152～	154～	
人数	21	15	12	8	4	1	

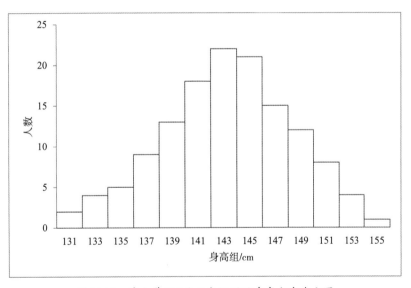

图14.19 某小学134名五年级男孩身高分布直方图

➲ 5. 散点图

散点图（scatter plot）是一种用于描述两个变量之间关系的图形工具，它通过点的密集程度和分布趋势来展现这两个变量之间的关联性。绘图要点如下。

（1）通常选择横轴代表自变量（如胰岛素水平），而纵轴则代表因变量（如血糖水平）。需要注意的是，纵横轴的刻度并不一定要从"0"开始，可以根据数据的实际情况和分布范围来设定。

（2）在散点图中，各个点代表数据对，即一个自变量值和一个因变量值，点与点之间不需要用直线连接。因为散点图的主要目的是展示数据点的分布和趋势，而不是通过直线来拟合或预测数据。

表14.8提供了一项研究的数据，该研究旨在探讨血糖与胰岛素之间的关系。通过对某医院20名体检男青年的血糖和胰岛素水平的检测，研究人员获得了这些数据。这些数据可以绘制成散点图，以便更直观地观察和分析血糖与胰岛素之间的关系。

表14.8　20名男青年血糖与胰岛素情况

血糖（mmol/L）	胰岛素（μIU/ml）	血糖（mmol/L）	胰岛素（μIU/ml）
12.21	15.2	6.44	25.1
14.54	16.7	9.49	16.4
12.27	11.9	10.16	22
12.04	14	8.38	23.1
7.88	19.8	8.49	23.2
11.1	16.2	7.71	25
10.43	17	11	16.8
13.32	10.3	10.82	11.2
19.59	5.9	12.49	13.7
9.05	18.7	9.21	24.4

在分析数据时，我们知道胰岛素对血糖具有显著影响。为了直观地展示这种关系，我们以胰岛素含量作为横轴，血糖值作为纵轴，绘制了散点图，如图14.20所示。从散点图中可以观察到，随着胰岛素含量的增加，血糖值呈现下降趋势，这显示了一种负相关关系。然而，为了更精确地量化这种相关关系的强度以及两者之间的数量依存关系，我们可以进一步进行线性相关分析和回归分析。这些统计方法将帮助我们更深入地理解胰岛素和血糖之间的关联，为医学研究和治疗提供更有力的依据。

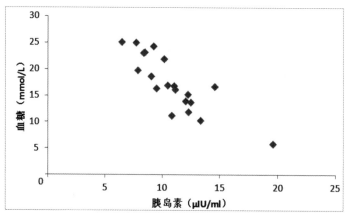

图14.20　20名男青年血糖与胰岛素关系散点图

第15章

医学研究常用样本量估算

　　统计学致力于在群体层面上探索和发现事物背后的规律。统计分析结果的可靠性高度依赖样本量的大小。正如松哥所言:"样本量要适当,少则不达,多则溢。"这句话强调了样本量选择的重要性。过小的样本量可能会导致即使有显著差异也无法被识别出来,而过大的样本量则可能产生误导,即使实际上没有差异也可能得出存在差异的结论。为了更准确地把握样本量的大小,最好在研究开始前制定一个样本量的预估方案。根据不同的研究设计和统计分析方法,样本量的计算公式各有差异。幸运的是,PASS15版本的样本量计算软件可以计算超过500种不同类型的样本量,这为研究者提供了极大的便利。本章将选择几种最常用的典型统计分析方法,通过PASS15软件展示其样本量的计算过程。

15.1 样本量影响因素

样本量的确定受到以下五个主要因素的影响。

（1）检验水平（α）：也称为显著性水平，表示在假设检验中，拒绝实际上成立的 H_0（原假设）的概率，即犯 I 型错误的概率。通常，$\alpha \leq 0.05$。检验水平 α 值越小，对差异的要求越严格，所需的样本含量就越大。I 型错误指的是实际上组间差异不存在，但统计推断错误地认为存在差异的情况。

（2）把握度（$1-\beta$）：β 称为 II 型错误，指的是在实际上存在组间差异时，统计推断却未能拒绝 H_0（原假设）的概率。把握度（$1-\beta$）是指当组间确实存在差异时，统计分析能够检测到这种差异的能力。β 值越小，对差异的检测能力越强，所需的样本量也就越大。通常，$\beta = 0.10$，也可以 $\beta = 0.20$。把握度可以理解为"如有差异，统计可见"的能力。

（3）变异（σ）：变异反映了样本中个体间的差异程度。如果个体间的差异较大，为了保证统计推断的准确性，就需要更大的样本量来抵消这种变异带来的影响。相反，如果研究对象个体差异较小，则所需的样本量也相应较小。

（4）允许误差（δ）：也称为效应量或组间效应的差异程度，它表示不同干预措施可能产生的疗效差异。允许误差越小，即希望检测到的差异越精确，所需的样本量就越大。反之，如果允许误差较大，样本量则可以相应减少。

（5）单双侧检验：在假设检验中，差异性检验和等效性检验通常需要进行双侧检验，即检验差异是否大于或小于某个值。而非劣效性和优效性检验则只需要进行单侧检验，即检验差异是否大于或小于某个值。由于单侧检验只需要考虑一个方向的差异，所以通常所需的样本量少于双侧检验。

15.2 单样本 t 检验样本量估算

⊃ 案例实战 1

已知某社区 50～70 岁男性的平均收缩压为 158mmHg，标准差为 18mmHg，用某降压药干预，如果平均收缩压下降 10mmHg，则认为有临床意义，取 $\alpha = 0.05$，把握度为 90%，双侧检验，则需要多少样本量？

⊃ 案例解析

本例仅有单组样本，而且是数值变量，属于单组均值样本量计算问题。按照我们前面所说的影响样本量计算的 5 个方面，这里已经知道了 $\alpha = 0.05$，$\beta = 0.1$，采用双侧检验，允许误差 $\delta = 10$mmHg。估计参数均数为 158mmHg，标准差为 18mmHg。

⊃ 实战步骤

（1）打开 PASS 软件，依次选择 "Means-One Mean-Test（Inequality）"，如图 15.1 所示。

（2）"Tests for One Mean" 设置如图 15.2 所示，单击 "Calculate" 按钮计算。

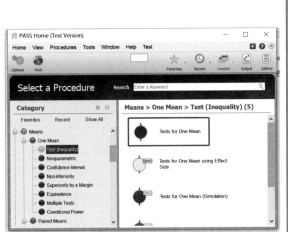

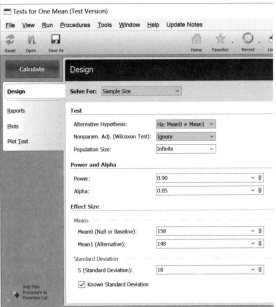

图 15.1　单样本 *t* 检验 PASS 估算　　　　图 15.2　单样本 *t* 检验样本量估算参数设置

结果解读

单样本 *t* 检验样本量估算结果如图 15.3 所示，我们可以发现需要样本量为 35。

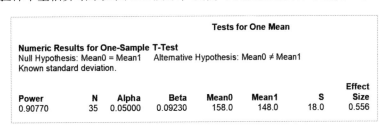

图 15.3　单样本 *t* 检验样本量估算结果

案例实战 2

用药物治疗老年期收缩压，治疗前平均收缩压为 158mmHg，希望治疗后平均降低收缩压 10mmHg，估计标准差为 15mmHg，取 $\alpha = 0.05$，$\beta = 0.1$，双侧检验，则需要多少病例？

案例解析

按照影响样本量计算的 5 个方面，我们知道了①$\alpha = 0.05$，②$\beta = 0.1$，③允许误差 $\delta = 15$mmHg，④双侧检验，⑤估计参数平均收缩压为 158mmHg，标准差为 15mmHg，这也属于单样本均数计算的问题。

实战步骤

（1）打开 PASS 软件，依次选择 "Means – One Mean – Test（Inequality）"。

（2）"Tests for One Mean" 设置如图 15.4 所示，然后，单击 "Calculate" 按钮进行计算。

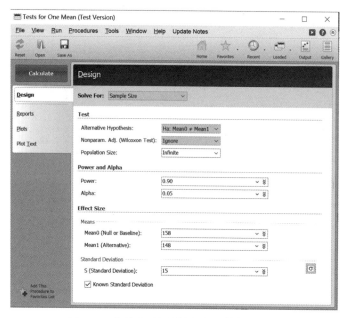

图 15.4   单样本 t 检验样本量估算参数设置

⊃ **结果解读**

单样本 t 检验样本量估算结果如图 15.5 所示，我们可以发现需要的样本量为 24。

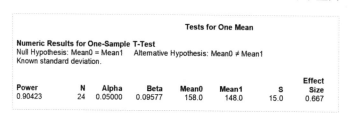

图 15.5   单样本 t 检验样本量估算结果

15.3   配对样本 t 检验样本量估算

⊃ **案例实战**

用某药治疗硅沉着病后，患者尿矽排除量平均增加 15mg/L，其标准差为 25mg/L。假定该药能使尿矽排除量增加，定 $\alpha = 0.05$（单侧），$\beta = 0.10$，问需观察多少患者才能得出服药前后尿矽排除量之间的差别有统计学意义的结论？

⊃ **案例解析**

该设计应该为干预前后配对设计，是对差值进行的检验。按照影响样本量计算的 5 个方面，我们知道了①$\alpha = 0.05$，②$\beta = 0.1$，③允许误差 $\delta = 15mg/L$，④单侧检验，⑤估计参数标准差为 25mg/L。

⊃ 实战步骤

（1）打开PASS，依次选择"Means – Paired Means – Test（Inequality）"，如图15.6所示。

（2）在"Tests for Paired Means（Test version）"界面中设置参数，如图15.7所示。

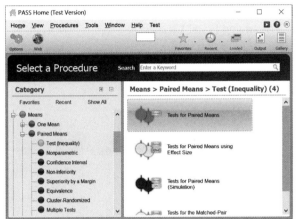

图15.6　配对样本t检验PASS估算

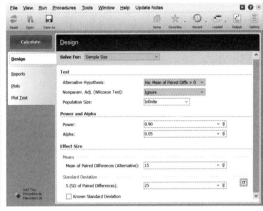

图15.7　配对样本t检验样本量估算参数设置

⊃ 结果解读

配对样本t检验样本量估算结果如图15.8所示，在差值为15 mg/L，标准差为25 mg/L，$\alpha = 0.05$，$\beta = 0.1$，单侧检验的情况下，需要26例样本。

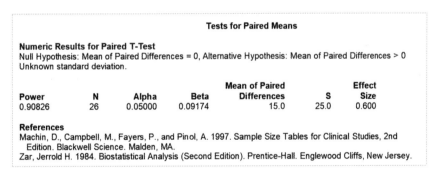

图15.8　配对样本t检验样本量估算结果

15.4　两独立样本t检验样本量估算

⊃ 案例实战

某药厂对本厂新研发的降压药A和标准降压药B的疗效进行比较。已知B药能使血压水平平均下降2kPa，期望A药能使血压水平平均下降4kPa，若下降值的标准差为4.5kPa，试问在$\alpha = 0.05$，检验效能$1 - \beta = 0.8$的条件下，需要多少病人进行临床试验？

⊃ 案例解析

两独立样本设计是对两个样本进行差异性检验。按照影响样本量计算的5个方面，我们知道了 ①$\alpha = 0.05$，②$\beta = 0.2$，③允许误差$\delta = 4 \text{ kPa} - 2 \text{ kPa}$，④单侧检验，⑤估计参数标准差 $= 4.5\text{kPa}$。

⊃ 实战步骤

（1）打开PASS，选择"Two - Sample T - Tests Assuming Equal Variance"，如图15.9所示。

（2）在"Two - Sample T - Tests Assuming Equal Variance（Test version）"界面中设置参数，如图15.10所示。

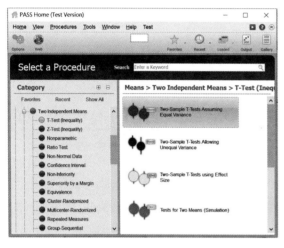

图15.9　两独立样本t检验（方差齐）样本量估算

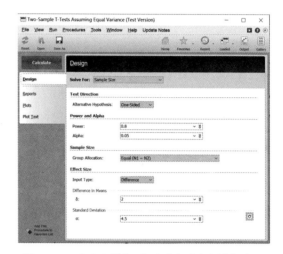

图15.10　两独立样本t检验（方差齐）样本量估算参数设置

两独立样本t检验（方差齐）样本量估算结果如图15.11所示，每组需要64例样本。

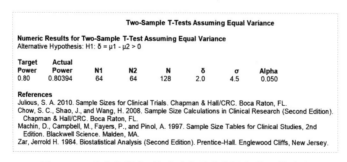

图15.11　两独立样本t检验（方差齐）样本量估算结果

15.5　单因素设计方差分析样本量估算

⊃ 案例实战

某药厂观察三种降压药的疗效，经预试验测得各药物治疗后血压下降的均数分别为18mmHg、

15mmHg 和 10mmHg，标准差分别为 12.1mmHg、11.9mmHg 和 10.9mmHg，试问在 $\alpha=0.05,1-\beta=0.9$ 的条件下，每组需要多少病人进行临床试验？

➲ **案例解析**

K 独立样本设计是对 3 个样本进行差异性分析的单因素设计方差分析。按照影响样本量计算的 5 个方面，我们知道了①$\alpha=0.05$，②$\beta=0.1$，③均数分别为 18mmHg、15mmHg 和 10mmHg，标准差分别为 12.1mmHg、11.9mmHg 和 10.9mmHg。单因素设计方差分析 PASS 计算只需要知道上述 3 个指标即可。

➲ **实战步骤**

（1）打开 PASS，选择 "One-Way Analysis of Variance F - Tests"，如图 15.12 所示。

（2）在 "One Way Analysis of Variance F - Tests（Test Version）" 界面中设置参数，如图 15.13 所示。

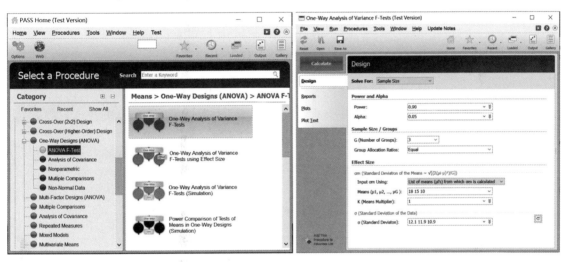

图 15.12　单因素设计方差分析样本量估算　　图 15.13　单因素设计方差分析样本量估算参数设置

➲ **结果解读**

由图 15.14 可见，当标准差取各自不同值时，每组样本量分别为 48、56 或 58，上下相差 10，可以根据研究情况选择其中一种，如果试验动物或受试对象容易获取，以每组 58 例样本为宜。

One-Way Analysis of Variance F-Tests

Numeric Results
Means: 18 15 10

Power	Average n	G	Total N	K	Std Dev of Means σm	Standard Deviation σ	Effect Size	Alpha
0.9062	48.00	3	144	1.00	3.30	10.90	0.3027	0.0500
0.9007	56.00	3	168	1.00	3.30	11.90	0.2773	0.0500
0.9015	58.00	3	174	1.00	3.30	12.10	0.2727	0.0500

References
Desu, M. M. and Raghavarao, D. 1990. Sample Size Methodology. Academic Press. New York.
Fleiss, Joseph L. 1986. The Design and Analysis of Clinical Experiments. John Wiley & Sons. New York.
Kirk, Roger E. 1982. Experimental Design: Procedures for the Behavioral Sciences. Brooks/Cole. Pacific Grove, California.

图 15.14　单因素设计方差分析样本量估算结果

15.6　两个总体率比较卡方检验样本量估算

➲ **案例实战**

　　拟研究两种抗菌药物对某感染性疾病的治疗效果，经过预试验发现，试验组药的有效率为80%，对照组药的有效率为60%，现要做正式临床试验，问每组需要观察多少例患者？

➲ **案例解析**

　　可以发现本例为两个总体率的比较，虽然没有给定具体的 α 和 β 需求，我们可以按照常规给出①$\alpha=0.05$，②$\beta=0.1$，③两组有效率分别为80%和60%，我们应该选择PASS中的两个比例的样本量计算模块。

➲ **实战步骤**

　　（1）打开PASS，选择"Tests for Two Proportions"，如图15.15所示。

　　（2）在"Tests for Two Proportions（Test Version）"界面中设置参数如图15.16所示。

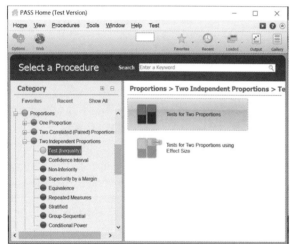
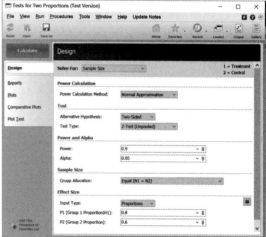

图15.15　两个总体率比较卡方检验样本量估算　　图15.16　两个总体率比较卡方检验样本量估算参数设置

➲ **结果解读**

　　由图15.17可见，要验证80%和60%有效率之间的差异，按照 $\alpha = 0.05$，把握度 $=0.9$，则每组需要106例样本。

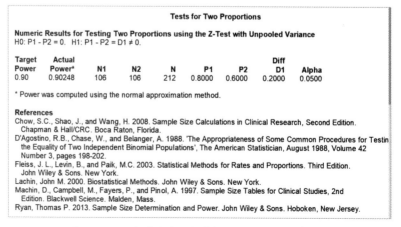

图15.17　两个总体率比较卡方检验样本量估算结果

15.7　多个总体率或构成比比较卡方检验样本量估算

◯ 案例实战

三种药物治疗某种疾病的有效率分别是74.7%（68/23）、62.8%(54/32)和79.3%（65/17），要做正式临床试验，问每组需要观察多少例患者？

◯ 案例解析

本例为多个总体率或构成比的比较，虽然没有给定具体的 α 和 β 需求，我们可以按照常规给出①$\alpha = 0.05$，②$\beta = 0.2$（本例也可以为0.1，此项可以根据需要变化，也可以分别按照0.1和0.2计算，看样本分别是多少，然后进行取舍），③各组总体率为74.7%（68/23）、62.8%(54/32)和79.3%（65/17）。

◯ 实战步骤

通过PASS软件计算卡方检验的样本量估算，需要根据预试验的实际频数去估算效应值（Effect Size），如图15.18所示。将效应值代入图15.19中，并参照图中所示进行设置即可。

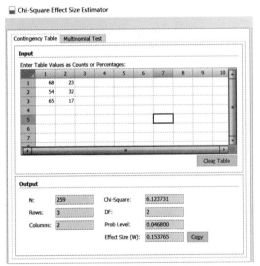

图15.18　样本量估算

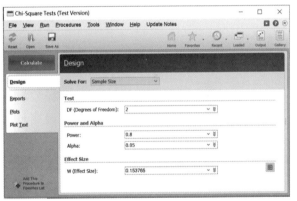

图15.19　多个总体率或构成比比较卡方检验样本量估算

◯ 结果解读

本例估算结果见图15.20，按照相应参数设计，需要总样本量为408。

Chi-Square Tests

Numeric Results for Chi-Square Test

Power	N	W	Chi-Square	DF	Alpha	Beta
0.80052	408	0.1538	9.6466	2	0.05000	0.19948

References
Cohen, Jacob. 1988. Statistical Power Analysis for the Behavioral Sciences, Lawrence Erlbaum Associates, Hillsdale, New Jersey.

图15.20 多个总体率或构成比比较卡方检验样本量估算结果

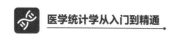

　　作为一本旨在提供简单实用统计学知识的教程，我们仅介绍了使用PASS软件计算最常见统计分析方法所需样本量的基本过程。对于更为复杂和多样化的样本量估算需求，建议读者参考专业的统计学书籍或相关软件的详细说明。

　　需要特别强调的是，我们提及的样本量是基于统计效率的基本要求来计算的，它并非直接等同于实际试验中应安排的样本量大小。在实际操作中，特别是在涉及动物试验或人群随访的研究中，必须考虑到各种可能的额外因素。例如，如果动物试验中的模型构建容易导致动物死亡，或者人群随访中容易发生失访，那么在实际操作时，应当对通过统计计算得出的样本量进行适当扩大，以确保研究的可靠性和有效性。一般而言，这种扩大的比例可设为10%～20%，但具体数值还需根据研究的实际情况和具体要求来确定。

第16章

变量筛选与建模策略

统计建模是统计学领域中至关重要的应用，然而，其过程却充满了技巧与经验的积累。面对同一组数据，不同的分析师可能会采用不同的方法和视角，从而得出各具特色的模型与结果。这种多样性有时会让外界产生误解，认为统计建模仅仅是"数字的游戏"。

但实际上，建模的过程与找医生看病有着异曲同工之处。一位优秀的医生不仅要有深厚的医学知识，还要有丰富的临床经验。同样地，在统计建模中，一个出色的数据分析师不仅要精通各种统计分析方法，还需要具备丰富的数据处理经验。这种经验有时甚至比知识更为重要，因为它能够直接影响数据的解读和背后规律的发现。

本章将深入探讨在建模过程中，单变量 X 如何恰当地融入模型，以及构建模型时应该遵循的策略。我希望通过这些讨论，能够拓宽读者的建模思路，使其在面对实际问题时能够更加从容和自信。

16.1 单变量进入模型的形式

多因素分析是消除混杂因素、控制误差的关键方法，而回归模型则是其主要的实现形式。然而，自变量进入模型的方式和策略往往较为复杂。对于单变量的选择，我们通常遵循"先专业后统计"的原则，即首先根据专业知识判断该变量与因变量之间是否存在潜在关系，若有则考虑纳入模型，若无则不考虑。尽管基于专业考虑纳入变量，但最终其进入模型的形式以及是否能在模型中保留，仍需结合统计分析和专业知识共同决定。

1.数值变量进入模型的形式

数值变量包含了丰富的数据信息，但其进入模型的方式却相对复杂。在进入模型前，我们通常会对该变量进行分布图的绘制，以判断其是否接近对称或正态分布。如果分布过度偏态，可以考虑进行正态性变换，并以变换后的形式纳入模型。数值变量进入模型的具体形式有以下几种。

（1）原始数据形式。

线性回归模型在处理连续型因变量时，以原始数据形式引入自变量非常普遍，且其解释性很强。例如，当我们研究身高（cm）对体重（kg）的影响时，身高作为自变量 X，体重作为因变量 Y。在这种情况下，X 的系数直接告诉我们身高每增加一个单位（1cm），体重会增加多少千克。这种解释方式既直观又易于理解，对于专业领域的分析非常有用。

然而，当涉及 Logistic 回归或 Cox 回归时，情况则有所不同。这两种回归模型主要用于评估自变量对因变量发生风险的比值（OR）或风险比（HR）。在这种情境下，如果自变量是数值型变量，如身高（cm），那么即使身高每增加一个单位（1cm），其对因变量发生风险的影响也可能是非常微小的，以至于从专业角度来看缺乏实际指导意义。例如，在老年人摔倒风险的研究中，即使身高每增加 1cm，摔倒的风险增加多少倍，这个结论可能并不显著，难以用于实际指导。

类似地，如果我们研究某微量元素含量 X（ug/L）对某疾病复发的影响，并采用 Cox 回归进行分析，即使专业上认为这个微量元素确实影响疾病的复发，但由于其效应尺度可能非常微小，使得每增加 1ug/L 的微量元素含量仅带来很小的风险增加，这种结论对于专业应用来说可能并不具有太大价值。

因此，对于 Logistic 回归或 Cox 回归等模型，当自变量为数值型变量时，我们可能需要考虑采用其他方式，如尺度放大或分类变量处理等，来更好地捕捉自变量对因变量的影响，并增强模型的解释性和实用性。

（2）尺度放大形式。

为了增强数值变量在 Logistic 回归和 Cox 回归模型中的解释力，当原始数据形式导致效果不佳时，我们可以从统计学的角度对数值变量的效应进行放大。以下是常用的放大效应的方法。

①单位改变法：以微量元素含量为例，如果其原始单位是 ug/L，我们可以考虑将原始数据除以一个较大的常数，如 1000，从而将其单位转换为 mg/L。这样做会使得回归系数 β 相应地放大相同的倍数（1000 倍），进而使得得到的 OR 值或 HR 值也相应增大。同样地，根据专业领域的实际情

况，我们也可以选择其他合适的放大倍数，如除以 2、除以 5 等。如图 16.1 和图 16.2 所示，图 16.1 展示了以原始数值形式（ug/L）进入模型的结果，而图 16.2 则展示了将单位放大 1000 倍（mg/L）后的模型结果。通过对比可以发现，虽然两个模型的统计检验 P 值保持一致，但由于回归系数的放大，图 16.2 中的结果更容易从专业角度进行解释，提供了更具实际意义的结论。

方程中的变量								
		B	标准误差	瓦尔德	自由度	显著性	Exp(B)	EXP(B)的95%置信区间	
								下限	上限
步骤 1[a]	Cr	0.002	0.001	7.903	1	0.005	1.002	1.001	1.003
	常量	-1.031	0.166	38.479	1	0.000	0.357		
a. 在步骤 1 输入的变量：Cr。									

图 16.1　Cr 以 ug/L 为单位进入模型结果（一）

方程中的变量								
		B	标准误差	瓦尔德	自由度	显著性	Exp(B)	EXP(B)的95%置信区间	
								下限	上限
步骤 1[a]	Cr1000	1.838	0.654	7.903	1	0.005	6.286	1.745	22.648
	常量	-1.031	0.166	38.479	1	0.000	0.357		
a. 在步骤 1 输入的变量：Cr1000。									

图 16.2　Cr 以 mg/L 为单位进入模型结果（二）

② Per 1 sd 法。鉴于某些数值变量的原始数据刻度较小，导致对因变量的影响显得较为微弱，许多国外文献采用了"Per 1 sd"方法，即将原始数据进行标准化处理后再代入模型。数据标准化是一种常见的数据变换方式，其目的是使变量的均值为 0，标准差为 1。在模型中使用标准化后的变量时，解释变得更为直观，即自变量每改变一个单位（一个标准差），风险将增加多少倍。这种方法有助于我们更清晰地理解自变量对因变量的影响程度。

（3）数值变量转换为等级变量形式。

数值变量通常包含丰富而细致的信息，但在某些情况下，当因变量是等级或分类变量时，过于细致的数值变量可能不便于对因变量进行预测或解释。因此，在构建模型时，根据专业背景，我们可以考虑将数值变量转换为等级变量进行分析。这种转换的具体方法包括以下几种。

①依据专业知识进行分组。以常见的年龄为例，我们可以不再以 1 岁为单位，而是以 10 岁为一个等级进行分组。这样，模型的解释将变为：年龄每增加 10 岁，疾病发生的风险如何变化。此时，回归系数 β 将被放大 10 倍，但统计检验的 P 值不变，对应的 OR 值也将被相应放大。类似地，对于体质指数（BMI），我们也可以依据专业知识进行分组，如 BMI < 18.5 为消瘦组，18.5 ≤ BMI < 25.0 为正常组，25.0 ≤ BMI < 30 为超重组，BMI ≥ 30 为肥胖组。这样，我们可以更加直观地理解和解释自变量对因变量的影响。

②依据统计分组。当需要将原始数值变量转换为等级变量时，除了基于专业知识，还可以依据

统计方法进行分组。常见的做法是将原始数值变量数据进行四分位数分组，分组后的等级以1、2、3和4的形式代入模型。此外，也可以根据数据的特性选择三分位数分组或五分位数分组。这种分组方式有助于简化数据，并便于解释自变量对因变量的影响。

（4）数值变量转换为分类变量形式。

在某些情况下，将数值变量转换为分类变量进行分析也是合适的。例如，体质指数（BMI）本身是一个数值变量，但根据研究需要，我们可以将其转换为分类变量。依据专业标准，可以将BMI<18.5定义为消瘦组，18.5≤BMI<25.0定义为正常组，25.0≤BMI<30定义为超重组，BMI≥30定义为肥胖组。尽管从营养学的角度来看，这些分组可能更接近于等级变量，但从医学或健康研究的角度来看，它们也可以被视为无序分类变量。具体选择哪种方式取决于研究目的和数据的统计属性。

例如，在研究BMI与高脂血症的关系时，由于BMI与高脂血症之间存在连续的剂量-反应关系，将BMI作为等级变量进行分析可能更为合适。然而，在研究BMI与某肿瘤发病的关系时，由于肿瘤发病与BMI之间的关系可能更为复杂，且没有明确的剂量-反应关系，因此将BMI作为分类变量，并设置哑变量（以正常组为参照）进行分析可能更为恰当。这样能够更好地捕捉BMI与肿瘤发病之间的潜在联系。

2. 等级变量进入模型的形式

等级变量在包含数据信息方面介于数值变量和分类变量之间。当等级变量作为自变量进入模型时，可以考虑两种形式：保持其原有的等级关系进行分析，或者将其视为无序分类变量进行分析。

一种经验做法是先以等级变量的形式直接代入模型，观察回归系数是否能够通过统计检验。

（1）如果回归系数无法通过检验，这可能意味着等级变量与因变量之间的关系不够显著或存在其他干扰因素。此时，可以考虑将等级变量转换为分类变量，并设置哑变量进行进一步分析。

（2）如果回归系数通过检验，并且呈现一定的等级关系，即随着等级的增加，因变量的变化也呈现相应的趋势。这时，我们可以继续以最低级别为参照，为每个等级设置哑变量，并观察回归系数的变化是否呈现等比例的趋势。如果系数变化呈现等比例，那么将等级变量作为等级变量进行分析是较为合适的。

然而，如果发现哑变量之间的系数变化不成比例且相差悬殊，这可能意味着每改变一个等级对因变量的影响并不一致。在这种情况下，将等级变量视为无序分类变量进行模型分析可能更为合适。

综上所述，选择将等级变量作为等级变量还是作为无序分类变量进行分析，应基于模型检验的结果以及实际研究需求进行决策。

3. 分类变量进入模型的形式

分类变量是否应该进入模型，首先需要进行专业判断，评估该变量从专业角度来看是否与因变量存在潜在关联。如果专业上认为两者之间存在关系，则可以考虑将其纳入模型。例如，疾病的类型与疾病的预后通常存在关联，因此肺癌的不同类型（如鳞癌、腺癌、小细胞肺癌和大细胞肺癌）可以作为分类变量进入模型以研究其与肺癌预后的关系。如果专业判断认为某分类变量与因变量无关，则不应将其纳入模型。

分类变量进入模型的形式相对简单，对于二分类变量，可以直接进行赋值（如1=男，2=女）后进入模型。然而，对于多项无序分类变量，处理起来则稍显复杂。以血型（A、B、O、AB）对某种疾病复发（复发/不复发）的影响为例，虽然录入的数据是数字1、2、3、4，但这些数字仅代表血型的代码，本身并不具有数值意义。因此，血型属于无序分类变量。在这种情况下，回归系数每改变一个单位所代表的Y的平均改变量并没有实际意义。

为了处理无序分类变量，需要设置哑变量（分类变量设置哑变量，这种操作在统计学中被称为"哑变量"设置）。在血型的例子中，可以选择其中一种血型作为参照（如O型血），然后生成其他三种血型与参照血型的比较变量，形成三对二分类的哑变量（如A/O、B/O、AB/O）。

分类变量在统计分析时，关于选择哪种水平作为参照，需要同时考虑专业和统计两个原则。专业原则强调选择一个在专业领域内具有明确意义和代表性的水平作为参照。以研究肺癌类型（鳞癌、腺癌、小细胞肺癌和大细胞肺癌）与预后关系为例，如果根据专业知识判断鳞癌的危险程度相对较低，那么可以选择鳞癌作为参照组。这样，分析结果在专业领域内将更易于解释和理解。同样地，在研究BMI（消瘦、正常、超重和肥胖）与某种健康结局的关系时，以正常体重作为参照组也是基于专业原则的合理选择。

然而，如果基于专业知识无法明确判断哪个水平更适合作为参照组，那么我们可以遵循统计原则。统计原则通常建议选择回归系数最小或最大的水平作为参照组，这样可以在统计分析时更容易解读和解释。

16.2 模型构建策略探讨

上面我们讨论了单个变量应如何被引入模型，但在多因素分析中，我们通常需要同时考虑多个变量。那么，在多个变量中，如何进行筛选和竞争，以确定最终的模型呢？

从专业角度出发，我们选择的自变量必须与因变量具有相关性。在众多相关的自变量中，我们目前常用的筛选方法有如下几种。

⊃ 1. 先单后多法

先单后多法的意思是，我们先将每个变量单独引入模型进行分析。通过单因素分析后，我们将那些具有统计学意义的单个变量一起纳入模型进行进一步的比较和筛选。在这个过程中，我们会保留那些具有显著影响（$P < 0.05$）的因素，并将它们纳入最终的模型。

为了确保在单变量分析阶段能够尽可能多地保留可能有意义的变量，并防止遗漏重要变量，我们在进行单变量分析时，通常不会将检验水准设定为0.05。相反，我们会适当提高检验水准，如提升至0.1、0.15、0.2甚至0.3，以确保那些可能具有意义的变量不会被错误地排除在外，从而能够参与后续的多因素分析。这种方法有助于我们更全面、准确地理解变量之间的关系，并构建出更为可靠的模型。

◯ 2. 全部进入法

尽管前面提到了单变量选择的标准（如放宽 P 值至 0.3），但也不能保证所有在专业上认为有意义的变量都能被筛选出来并顺利进入后续分析。因此，许多专家建议，只要是专业上认为有意义的变量，都应该先全部纳入模型进行直接的比较和评估，以选择出真正有意义的变量并构建最终模型。

在采用全部进入法时，如果自变量 X 的数量相对较多，那么对样本量的要求也会相应提高。当样本量充足时，这种方法是可行的，且通常能够得到稳定的结果。然而，当样本量不足时，全部进入法可能会导致模型的不稳定，因为过多的变量可能引入过多的不确定性。

在这种情况下，"先单后多法"就显示出了其独特的优势。这种方法先在单因素分析中剔除一部分不显著的变量，从而减少后续多因素分析中纳入的变量数量。由于已经通过单因素分析对变量进行了初步筛选，因此相对于全部纳入法，先单后多法在样本量上更具有实际应用上的优势，特别是在样本量有限的情况下。通过先单后多法，我们能够更加有效地利用有限的样本量，构建出既稳定又可靠的模型。

◯ 3. 百分之十改变量法

在进行相关性研究时，为了评估某一因素 X 对因变量 Y 的影响大小，我们通常会面临一个问题：X 对 Y 的作用可能会受到其他潜在干扰因素 Z 的影响。为了更准确地衡量 X 的作用，我们需要在模型中考虑这些潜在的干扰因素。此时，是否将某个干扰变量 Z 纳入模型，我们不再仅仅依赖 Z 的 P 值来判断，而是采用"百分之十改变量法"。

具体来说，这个原则是在将 Z 带入模型后，观察变量 X 的系数 β 的变化。如果 Z 的加入导致 X 的系数 β 的改变量 ≥10%，那么我们就认为 Z 是一个重要的干扰因素，应该将其纳入方程中。这样做可以帮助我们更准确地估计 X 对 Y 的影响，同时考虑到其他潜在变量的影响，从而提高模型的解释力和预测能力。

◯ 4. LASSO 回归法

套索方法（Least Absolute Shrinkage and Selection Operator，LASSO）是近年来回归分析领域的一项重大创新，它引入了正则化回归（regularized regression）的概念。其中，由斯坦福大学的 Robert Tibshirani 教授于 1996 年提出的 LASSO 回归是最受关注和广泛应用的一种正则化回归技术。

LASSO 回归法通过在最小二乘估计的基础上增加一个惩罚项，对模型的参数进行压缩和约束。当某个参数的绝对值减小到某个阈值以下时，LASSO 会将其置为 0，从而实现自变量的选择和剔除。通过这种方式，LASSO 能够选择出对因变量影响较大的自变量，并计算出对应的回归系数，从而构建出一个相对精简的模型。在处理存在多重共线性的样本数据时，LASSO 回归法显示出了明显的优势，因为它能够通过自动选择和剔除不相关的变量来减少模型的复杂性和过拟合风险。

16.3 构建模型的三种目的

在生物医药领域，统计学建模常见三种目的是危险因素筛选、风险因素验证及临床预测。不同建模目的，其自变量筛选的策略也不同。

○ 1. 危险因素筛选模型

当模型的主要目的是发现影响 Y 的风险因素时，常用的建模策略包括"先单后多"和"ALL IN"原则。

"先单后多"原则首先要求我们对每个单因素进行独立分析，通过统计学检验（如 t 检验、卡方检验等）来识别与 Y 有显著关联的单个风险因素。在筛选出这些单因素之后，我们再将它们全部放入模型中进行多因素分析。在多因素分析的过程中，这些因素会相互竞争和筛选，即"能者留，庸者去"，最终构建出一个包含最具有影响力的风险因素的模型，如图 16.3 和图 16.4 所示。

Table 3 – Univariate analysis of the characteristics of birth and evolution of preterm newborns during hospitalization, Maringá, Paraná, Brazil, 2016

Standards	Estimate	Standard Error	Statistics test	p value
Gestational age	-0.0296	0.0122	5.87	0.0154*
Birth weight	-0.0011	0.0005	4.15	0.0416*
MPV**	0.0693	0.0213	10.63	0.0011*
Use of exygen	0.0513	0.0300	2.91	0.0879*
PICC***	0.0777	0.0282	7.56	0.0060*
Days of hospitalization	0.0239	0.0101	5.58	0.0182*
Nephrotoxic antibiotic	0.7257	0.3122	5.40	0.0201*
Non-nephrotoxic antibiotic	0.6484	0.1896	11.70	0.0006*
Maternal age	-0.0995	0.0649	2.35	0.1254†
Umbilical cateter	0.1538	0.1251	1.51	0.2191†

Note: * p value <0.05. † p value <0.25.
** MPV- Mechanical Pulmonary Ventilation/*** PICC- Peripherally Inserted Central Catheter.

图 16.3 风险因素发现模型（先单：单因素分析）样例

Table 4 – Logistic regression of factors associated with Acute Kidney Injury in preterm infants, Maringá, Paraná, Brazil, 2016

	adjOR*	p value	95%CI Lower limit of 95% CI	95%CI Upper limit of 95% CI
Mechanical Pulmonary Ventilation	1.33		1.0787	1.6317
Days of hospitalization	0.89		0.8186	0.9754
Non-nephrotoxic antibiotics	2.98		1.2901	6.9005

Note: * Model adjusted by hospital of origin.

图 16.4 风险因素发现模型（后多：多因素分析）样例

○ 2. 风险因素验证模型

风险因素验证模型的目的是验证某个风险因素 X 与 Y 的关系。因此常采用的模型构建策略为"逐级加码"原则。先构建 X 与 Y 的单因素模型，然后在模型中加入 $X1$、$X2$ 和 $X3$ 等协变量（如人口学特征指标），再加入 $X4$、$X5$ 和 $X6$ 等协变量（如病情相关指标等），直至消除专业上认为有干扰的协变量为止。如果此时 X 依旧对 Y 有影响，那么就可以证明 X 是 Y 的独立影响因素，并且根据其效应

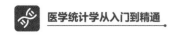

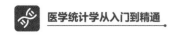

量的大小及其95%CI，评价其对 Y 的最终影响，如图16.5所示。

	OR (95% CI)				p Value for Trend
	Q1 (n = 151)	Q2 (n = 117)	Q3 (n = 105)	Q4 (n = 88)	
Model 1: crude, no adjustment	1.0	0.68 (0.42–1.12)	0.59 (0.36–0.98)	0.40 (0.23–0.69)	0.0007
p Values		0.65	0.7	0.01	
Model 2: adjusting for age, gender, body mass index	1.0	0.777 (0.463–1.302)	0.603 (0.356–1.023)	0.476 (0.270–0.838)	0.006
p Values		0.338	0.061	0.01	
Model 3: adjusting for age, gender, body mass index, smoking, alcohol, and family history of coronary heart disease	1.0	0.79 (0.46–1.34)	0.60 (0.35–1.04)	0.54 (0.30–0.81)	0.018
p Values		0.38	0.07	0.03	
Model 4: adjusting for age, gender, body mass index, smoking, alcohol, and family history of coronary heart disease plus biochemical risk factors low-density lipoprotein, high-density lipoprotein, tri-glyceride, and diabetes	1.0	0.738 (0.361–1.506)	0.495 (0.241–1.018)	0.497 (0.215–1.006)	0.02
p Values		0.403	0.056	0.052	

图 16.5　风险因素验证模型样例

➲ 3. 临床预测模型

　　临床预测模型的主要目标在于实现准确预测，因此，虽然自变量的专业意义仍然重要，但模型的整体效果往往成为关注的焦点。因此，尽管建模策略与风险因素发现有一定的共通性，但在临床预测模型中，最优模型的评价标准不再是传统的 P 值，而是更侧重于信息准则，如AIC和BIC，这些准则能够更全面地评估模型的拟合效果和复杂度。目前，临床预测模型的构建已经拥有一套标准化的规范和流程，具体细节可参阅相关领域的专业书籍和文献。

第17章

医学统计方法选择

　　统计学有其深度和复杂性,从本科到硕士再到博士,我们不断学习它,但真正面对实际数据时,有时会感到迷茫,不知如何选择合适的统计分析方法。这种困惑是常见的,因为"方向不对,努力白费;方向不对,越努力越偏离目标"。因此,掌握统计方法的正确选择显得尤为重要。

　　虽然高级统计方法可能令人望而生畏,但选择合理的常规统计分析方法其实并不复杂。关键在于考虑三个核心因素:变量、设计和目的。通过牢记"方法看变量,类型看设计,目的定乾坤"这15字口诀,我们可以迅速而准确地选择出最适合的统计分析方法。本章将引导读者掌握这一技能,让读者在面对数据时能够自信地选择并运用合适的统计分析方法。

17.1 方法看变量

所谓"方法看变量",就是选择什么样的统计分析方法,首先要看一下我们研究的是什么变量,即我们研究的结局指标是什么,研究的试验效应指标是什么。

那么变量怎么看呢?简单来说,变量就是我们前面学过的那三种类型。

(1)数值变量("老大"):数值变量是通过某种定量的方法测量出来的指标,具有单位,以阿拉伯数字呈现,支持加减运算,比如身高(cm)、体重(kg)、血压(mmHg)等。

(2)等级变量("老二"):这类变量反映了不同的属性或类别,并且这些类别之间存在一定的等级或顺序关系。例如,疗效(治愈、有效、无效)、疾病分期(早期、中期、晚期)、考试成绩(优、中、差)等。

(3)分类变量("老三"):这类变量反映了不同的属性或类别,但这些类别之间并没有明确的等级或顺序关系。例如,血型(A、B、O、AB)、性别(男、女)、职业、民族等。

对于上述三种变量,我们还可以进行转换,而且只能是单向转换,从"老大"往"老三"变,不能倒过来变,这个前面已经讲过。重点来了,再背诵11字口诀:"大怕踢、二怕镖、老三怕剪刀"。意思是:以后统计分析组间比较,看到"老大"就优先想到"踢检验"(t检验)、看到"老二"就想到"飞镖"(非参数)、看到"老三"就优先考虑"剪刀"(卡方检验,剪刀的声音咔嚓咔嚓,谐音卡方的卡)。

17.2 类型看设计

"类型看设计"这一原则指的是,在选择某种统计方法后,我们需要进一步确定具体使用哪种类型的检验,而这取决于研究设计的类型。以t检验为例,当我们根据变量类型初步确定使用t检验时,接下来需要确定是使用单样本t检验、两独立样本t检验还是配对样本t检验。这种选择需要基于我们研究设计的类型来做出。

实际上,统计分析方法的表达通常结合了"研究设计类型+统计方法"的方式,例如,"两独立样本+t检验"或"单因素设计+方差分析"。这里的"试验设计"是指我们如何对研究对象进行分组和安排,以收集用于分析的数据。

下面,我们将简要探讨统计设计中常见的几种类型,以帮助读者更好地理解如何在实践中应用这一原则。

➲ 1. 成组设计

成组设计是受试对象完全随机分组或按照某种属性特征分组的设计。成组设计又分为两种:成组2组设计,即分为2组;成组K组设计,即随机分为K组($K \geq 3$)。

(1)成组2组设计。我们科研过程中只会遇到如下四种情况。

①成组2组设计 + "老大"变量。

大家先看表17.1，请问你能立即说出统计分析方法吗？

表17.1　两组患者中医症候积分比较（$\bar{x} \pm s$）

组别	例数	治疗后积分
治疗组	30	49.20 ± 5.20
对照组	30	49.60 ± 3.59

首先，我们来看"方法看变量"的原则。当研究结局指标是"中医症候积分"，并且表达方式采用的是"±"这种表示平均值和标准差的方式时，我们初步判断这是连续型变量，并且适合使用参数检验，也就是我们常说的"老大怕踢"。那么，自然而然地，我们会想到"t检验"这一常用的参数检验方法。

接下来，我们依据"类型看设计"的原则来确定具体的t检验类型。试验设计类型通常由研究者自己明确，并且通常可以在"材料与方法"部分找到相关信息。以表17.1为例，研究设计明确为治疗组和对照组。如果你有一定的研究经验，通过查看表格和描述，你会知道这是一个随机选取的60例受试对象，被随机分成两组，每组30例，且两组是相互独立的。这种设计被称为"成组2组设计"。

因此，结合"方法看变量"和"类型看设计"两个原则，我们最终确定的统计方法是"两独立样本t检验"。然而，需要注意的是，虽然这是首选的统计分析方法，但在应用之前，我们还需要确保数据满足"独立、正态、方差齐"的条件。如果数据不满足这些条件，我们可能需要考虑采用替代方案。

②成组2组设计 + "老二"变量。

大家继续看表17.2，看看应该采用何种统计分析方法。

表17.2　两组患者临床疾病疗效比较，n（%）

组别	例数	治愈	显效	稳定	无效	总有效率
治疗组	30	6（20.0）	12（40.0）	8（26.7）	4（13.3）	18（60.0）
对照组	30	2（6.7）	6（20.0）	12（40.0）	10（33.3）	8（26.7）*

备注：与对照组比较，*$P < 0.05$。

首先，我们来观察效应指标疗效。在本例中，效应指标为"治愈、显效、稳定、无效"，这类指标属于等级变量，这种类型的数据在统计分析中被视为"老二"（"二怕镖"）。因此，我们考虑使用非参数检验来处理这类数据，因为非参数检验在处理不满足正态分布或方差齐的数据时非常有效。

接下来，我们来看"类型看设计"的原则。本例的研究设计仍然是成组2组设计，两组之间相互独立。在这种设计下，当我们面对有序分类变量时，一个常用的非参数检验方法就是Mann-Whitney U检验。

但是，需要特别注意的是，表格的最右边一列是总有效率，研究者将"显效""和"治愈"合并为"有效"，将"稳定"和"无效"合并为"无效"，这样研究变量就变成了二分类变量，即"有效"和"无效"。在这种情况下，非参数检验中的Mann-Whitney U检验就不再是最合适的选择了，而应该采用卡方检验，也就是我们常说的"老三怕剪刀"。卡方检验在比较两个或多个独立样本的比例差异时非常有效。因此，在本例的最终分析中，应该采用卡方检验来比较两组之间"有效"和"无效"的比例差异。

③成组2组设计+"老三"变量（二分类）。

此时需要注意，"老三"又分为二分类和无序多分类，为什么要这么分呢？因为统计学存在"2K"效应，分二类和多类的方法就不一样了！大家看表17.3。

表17.3　两种方法治疗肝炎疗效比较

组别	有效	无效	有效率（%）
中药	35	45	43.75
西药	47	44	51.11
合计	81	89	47.65

首先"方法看变量"，本例为有效和无效是"老三"，再来"老三怕剪刀"，因此本例应该采用卡方检验。卡方检验有多种，用哪种呢？

第二句话"类型看设计"，本例设计的类型还是成组2组设计，构成了2×2设计的四格表，因此本例具体统计分析方法为"成组设计四格表卡方"。

后续分析还要看资料是否符合"成组设计四格表卡方"检验的条件，前面相关章节已经介绍过了，就是"四十不惑"、"五谷丰登"和"缺一不可"三个成语的组合，此处不再赘述！

④成组2组设计+"老三"变量（多分类）。

大家请看表17.4，想想应该采用何种统计分析方法呢？

表17.4　DN与无DN组2型糖尿病患者ACE基因型分布

组别	DD	ID	II	合计
DN组	42（37.8）	48（43.3）	21（18.9）	111
无DN组	30（21.7）	72（52.2）	36（26.1）	138
合计	72（28.9）	120（48.2）	57（22.9）	249

首先"方法看变量"，我们发现研究变量为基因型分布"DD、II和ID"，这一看就是"老三"中的无序多分类，因此"老三怕剪刀"，我们选择卡方检验。卡方检验有多种，选哪种呢？

第二句话"类型看设计"，本例根据是否发生糖尿病肾病分为DN组和无DN组，是根据属性分组的，组间也是相互独立的2组设计，构成了2×3列联表，超过了4个格子，因此优先考虑采用R×C表卡方检验。

（2）成组K组设计。

成组K组设计就是将受试对象随机分为K组，或者按照某种属性特征将受试对象分为K组。常见的有如下四种情况。

①成组 K 组 + "老大" 变量。

在表 17.5 中，我们关注到脾脏指数这一研究指标。由于脾脏指数以均数 ± 标准差的形式表达，我们可以直接识别其为连续型变量，也就是我们通常所说的"老大"。对于这类变量，我们首先会想到使用 t 检验进行统计分析。

但是，我们还需要考虑"类型看设计"的原则。在本例中，研究涉及三组数据，这意味着我们并不是在比较两个独立样本，而是多个组别。具有实战经验的研究者可以推断出，这批受试小鼠被随机分为 3 组（K 组），属于完全随机 K 组设计，且各组之间相互独立。

在统计学中，当组数超过两组时，分析方法会发生变化。由于存在"$2K$"效应，我们不能简单地将这种设计视为多个两独立样本 t 检验的组合。因此，本例中我们不再使用 t 检验，而是采用"单因素设计方差分析"。方差分析是一种更广泛的统计方法，用于比较多个独立样本的均值是否存在显著差异。由于方差分析的英文缩写是 ANOVA，有时也用 F 检验来指代方差分析中的 F 统计量检验。因此，在本例中，我们采用的是"单因素设计方差分析"，也就是所谓的"旋风（F）腿"。这是一种在组数较多时使用的统计方法，它能够有效地评估多个组别之间的均值差异。

表 17.5　三种措施对小鼠脾脏指数与胸腺指数影响（$\bar{x} \pm s$）

组别	例数	脾脏指数（mg/g）	胸腺指数（mg/g）
模型组	10	4.05 ± 0.42	1.23 ± 0.25
LBP	10	4.46 ± 0.45	1.37 ± 0.23
DBP	10	4.95 ± 0.52	1.57 ± 0.27

②成组 K 组 + "老二" 变量。

大家再看表 17.6，看看现在能否说出统计分析方法。

表 17.6　三种方法治疗慢性咽炎的疗效比较

治疗方法	治愈	显效	好转	无效	合计	平均秩次
综合治疗	76	12	8	4	100	117.82
电子治疗	22	54	14	10	100	179.74
中药治疗	52	24	20	4	100	153.94

首先，我们观察研究效应指标，本例为疗效，它呈现等级变量的特征，这意味着它属于非参数检验的范畴，我们可以称之为"老二"，并直接选择"二怕镖"，即非参数检验作为分析方法。

接下来，我们根据"类型看设计"的原则来确定具体的非参数检验类型。本例属于成组 K 组设计，即多个独立样本的比较。在这种情况下，我们应该优先考虑多个独立样本的非参数检验方法。在 SPSS 统计软件中，常用的方法是 Kruskal–Wallis H 检验，该方法能够有效地处理这类设计下的非参数数据，并且值得注意的是，其名称的首字母与我们的设计类型（K 组）相吻合。

最后，关于疗效的比较，本例中并没有将疗效的等级合并为有效和无效，这意味着我们直接按照疗效的原始等级进行差异性分析。因此，我们无须再按照二分类变量（即"老三"）的统计分析方法来进行考虑，而是直接采用适用于等级变量的非参数检验（即"二怕镖"）来分析本例中的疗效数据。

③成组 K 组 + "老三"变量（二分类）。

再看表17.7，其实到这里，大家应该比较熟悉了，首先看到效应指标为有效与无效，就是"老三"，因为"老三怕剪刀"，所以选择卡方检验。选择卡方检验中的哪种呢？"类型看设计"，本例为成组设计3组（K 组），故为 3×2 设计的 $R \times C$ 表卡方检验。

表17.7　三种疗法有效率比较

疗法	有效	无效	有效率（%）
物理疗法	199	7	96.6
药物疗法	164	18	90.11
外用膏药	118	26	81.94
合计	481	51	90.4

④成组 K 组 + "老三"变量（多分类）。

看表17.8，是三个民族的血型分布，首先看结局变量血型，一眼看出是"老三"无序变量，因为"老三怕剪刀"，那么就采用卡方检验。此时通过"类型看设计"，设计为三个不同的少数民族，为 K 组设计。因此本例为 3×4 列联表设计，采用 $R \times C$ 表卡方检验。

表17.8　三个民族血型分布

民族	A	B	O	AB	合计
傣族	112	150	205	40	507
佤族	200	112	135	73	520
土家族	362	219	310	69	960
合计	674	481	650	182	1987

⊃ 2. 配比设计

配比设计又分为配对设计和配伍组设计两种。我们先来研究一下配对设计。配对设计有四种情况：①条件配对；②同体异位；③同样异测；④干预前后。具体内容可见相关章节。下面来讲解配比设计的几种统计分析情况。

（1）配对设计。

①配对设计 + "老大"变量。

两组治疗前后积分比较，如表17.9所示。首先看效应指标为积分，采用均数±标准差的形式表达，那么肯定是"老大"了，即"大怕踢"！

再从"类型看设计",这里有2种设计:一种是治疗前与治疗后,是配对设计;另一种是两组差值比较,是成组两独立设计。因此就有2种统计分析方法。

如果想知道试验组治疗有无效果、对照组治疗有无效果,都是配对设计,因此采用配对样本 t 检验。

如果想知道这两组疗效是否有差异,则采用两独立样本 t 检验。

表17.9　两组治疗前后积分比较 ($\bar{x} \pm s$)

组别	治疗前	治疗后	差值
对照组	62.97 ± 6.90	68.31 ± 4.84*	5.35 ± 4.56
试验组	63.06 ± 6.09	73.17 ± 4.71*	10.11 ± 4.86#
注:与治疗前比较,*$P < 0.05$;与对照组比较,#$P < 0.05$			

②配对设计+"老二"变量。

看表17.10,首先看研究效应指标,本例毋庸置疑是"老二",大家肯定想到"二怕镖",采用非参数检验了。可是大家想想为什么要将200张病理切片让两位专家进行评定呢?其实研究者的主要目的是想判定两位专家的打分标准是否一致,因此,此时要考虑第三句话"目的定乾坤"。因为本例考虑的是两种方法的一致性,所以要采用的方法为一致性检验。因为本例为Kappa一致性检验,同时变量资料为等级变量,所以应该采用加权Kappa一致性检验。

表17.10　两位专家对200名肿瘤患者病理切片的病理分期判定结果

甲专家	乙专家			合计
	低度分化	中度分化	高度分化	
低度分化	50	10	5	65
中度分化	10	50	15	75
高度分化	10	20	30	60
合计	70	80	50	200

③配对设计+"老三"(二分类)。

请看表17.11,用甲乙两种方法对60例样本检测结果的比较,研究效应指标为阴性和阳性,为"老三"中的二分类。看到"老三"就是"老三怕剪刀",选择卡方检验。试验设计为配对设计,因为是两种方法对同一批受试对象进行检测属于同样异测。如果研究目的是比较两种方法的差异,那么选择配对设计四格表卡方(Mcnemar卡方)。

同时,还要考虑研究目的,本例研究目的有以下3个。

a. 两种变量之间的相关性,可以直接采用成组设计Pearson卡方。

b. 两种方法之间的差异性,可以采用配对四格表卡方。

c. 如果目的是两种检测方法之间的一致性,则可以采用Kappa一致性卡方检验。

表17.11　两种方法检测乙肝抗体结果比较

甲法	乙法		合计
	阳性	阴性	
阳性	25	14	39
阴性	4	17	21
合计	29	31	60

④配对设计 + "老三"（多分类）。

看表17.12，两种方法对同一批肺癌患者进行分型诊断，结果变量为四种肺癌类型，属于无序分类"老三"，研究设计为配对设计。本例有以下三个研究目的。

a. 如果比较两种方法相关性，可以采用 Pearson 卡方。

b. 如果比较两种方法的差异性，可以采用 Mcnemar – Bokwer 检验，即 Mcnemar 的加强版。

c. 如果要评价两种检测方法的一致性，可以采用 Kappa 一致性检验。

表17.12　两种方法诊断肺癌类型比较

甲法	乙法			
	小细胞癌	大细胞癌	腺癌	鳞癌
小细胞癌	45	19	32	23
大细胞癌	28	87	65	43
腺癌	36	55	37	51
鳞癌	25	46	69	77

经常有人分不清配对设计，注意如下这种情况不属于配对设计。配对检测的为同一指标，而本例检测的是年龄和眼晶状体浑浊度，是两个不同的指标，因此不能称为配对，如表17.13所示。

表17.13　眼晶状体浑浊度与年龄的关系

眼晶状体浑浊程度	年龄		
	20-	30-	40-
+	215	131	148
++	67	101	128
+++	44	63	132
合计	326	295	408

（2）配伍组设计。

配伍组设计是配对设计的扩大化。如果配对设计可以理解为"生了一对双胞胎"的话，那么配伍组设计就是"生了三胞胎（K胞胎）"。配伍组设计常见的是对"老大"和"老二"进行比较。

①配伍组设计 + "老大"。

本例采用配伍组设计，选择3只大鼠（受试对象）构成一个区组，总共形成了8个区组，每个区组中3只大鼠（受试对象）随机分配到甲、乙、丙三个饲料组。

研究效应指标为体重（g），是数值变量（"老大"），因为"大怕踢"，所以组数一共有8个区组（K 组），要采取方差分析。研究设计是配伍组设计的，因此结合起来为配伍组设计方差分析，又称为随机区组设计方差分析，如表17.14所示。

表17.14　三种饲料喂养大鼠体重增加量（g）

区组号	甲	乙	丙
1	49.10	56.20	62.50
2	49.80	48.50	62.40
3	55.10	64.20	58.60
4	63.50	66.40	73.50
5	72.20	45.70	79.30
6	41.40	53.00	37.40
7	61.90	54.80	51.20
8	42.20	37.80	46.20

②配伍组设计 + "老二"。

因为研究效应指标为等级变量（"老二"），所以"二怕镖"，则为非参数检验。选择哪一种非参数检验呢？因为这里是三组相关样本，所以应该选择 K 组相关样本的非参数检验，常用的是 Friedman 检验，如表17.15所示。

表17.15　三种教学法效果比较

ID	甲	乙	丙
1	差	中	差
2	中	中	差
3	优	差	差
4	差	差	优
5	差	优	中
6	中	差	中
7	中	中	优
8	优	中	中

17.3 目的定乾坤

此处的研究目的是指统计学上的研究目的，而不是专业上的研究目的。从统计学角度来看，我们利用统计学这门工具，有三个统计学的目的，分别是"初级统计说一说"、"中级统计比一比"和"高级统计找关系"。

⊃ 1. 初级统计说一说

虽然统计方法本身并无高低之分，只要适用于研究问题就是好方法。然而，从对事物本质或内部规律的探索深度来看，我认为统计学的第一个层次就是对于研究对象或事物某种属性特征的描述，这正是统计学描述性分析的核心。描述性分析是统计推断的基石，因为只有在充分了解事物的属性特征之后，我们才能对其进行准确的推断与预测。

统计学描述性分析的核心可以简单地归结为"图表"二字。通过统计表，我们可以清晰地展示数据的分布和特征，而统计图则能以更直观的方式呈现数据之间的关系和趋势。对于初学者而言，掌握六大基本统计指标和六个常用统计图（见图17.1），将是迈向统计学领域的重要一步。

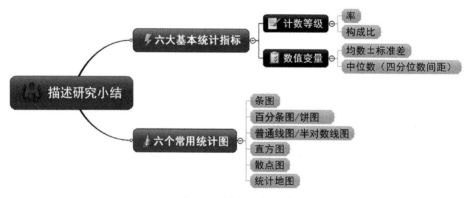

图17.1　描述研究小结

⊃ 2. 中级统计比一比

中级统计比一比，如何比呢？这一步骤的核心就是"检验"。具体而言，这就是我们常说的假设检验。常用的假设检验方法包括t检验、F检验、卡方检验和非参数检验。这些检验方法各有其应用场景和优点，正如我们常说的"大怕踢，二怕镖，老三怕剪刀"。

⊃ 3. 高级统计找关系

"中级统计比一比"属于差异性分析，其核心在于识别不同事物或现象之间的差异，并试图判断这些差异是否显著。然而，差异性分析并非仅限于简单的二分法，即非此即彼的判断。正如人与人之间关系的多样性，事物之间的关系也可以是复杂的、多层次的。

"高级统计找关系"则是在差异性分析的基础上更进一步，它探索的是多个变量之间的深层次关系。这种分析不满足于简单的对比，而是致力于理解这些变量如何相互影响、相互依存，以及它们如何共同塑造事物的整体状态。

我们可以这样比喻：初级说一说是统计的一维空间，关注的是单一变量的描述；中级比一比是统计的二维空间，专注于两个或多个变量之间的差异性分析；而高级找关系则是统计的三维空间，它涵盖了多个变量之间的复杂关系，并试图揭示这些关系背后的规律和机制。

每当我们提升一个维度，都会经历一次质的变化，因为高维度的空间为我们提供了更多理解世界的视角和工具。低维度的空间受限于其本身的局限性，无法完全理解高维度空间的复杂性和丰富性。

在生物医药领域，高级找关系主要体现在模型的构建和应用上。我们利用各种统计模型来探索多个生物变量之间的关系，并尝试利用这些关系来预测或控制某些生物过程。生物医药领域最常用的关系性统计方法如图17.2所示，这些方法为我们提供了强大的工具，帮助我们更深入地理解生命的奥秘。

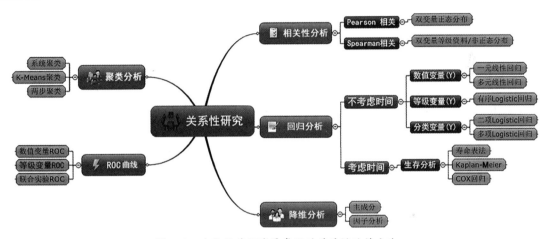

图 17.2　生物医药领域最常用的关系性统计方法

（1）相关性分析。

相关性分析分为广义和狭义两种，通常我们讨论的是狭义的线性相关。在统计分析中，最常用的相关性检验方法是Pearson相关和Spearman相关。Pearson相关适用于两个均符合正态分布的数值变量；而Spearman相关作为非参数检验的一种，适用于两个等级变量之间的相关性分析。此外，当两个数值变量的分布不符合正态分布时，也可以采用Spearman相关作为替代。对于"一组变量符合正态、一组不符合正态"的情况，需要明确的是，Pearson相关要求两个变量都符合正态分布。

（2）回归分析。

相关性分析虽然揭示了变量之间的关联，但并未涉及因果关系。在医学科研中，确定因果关系至关重要，因此引入了回归分析。回归分析用于研究变量之间的数量依存关系。根据研究结局是否考虑时间因素以及结局变量的形式，生物医药领域常用的回归分析包括线性回归、Logistic回归和Cox回归。

①线性回归：线性回归适用于结局变量为数值变量的情况，自变量X可以是数值型、等级型或分类型变量中的任何一种。

②Logistic 回归：当结局变量 Y 为二分类时，称为二项 Logistic 回归；当 Y 为有序等级时，称为有序 Logistic 回归；当 Y 为多项无序分类时，称为多项 Logistic 回归。

③Cox 回归：当结局变量 Y 为二分类且涉及时间因素时，所采用的回归分析即为 Cox 回归。

（3）降维分析。

在统计分析中，自变量的数量过多可能会影响研究结果的准确性。特别是在建立回归分析时，通常要求样本量是自变量数量的 10～20 倍。此外，许多自变量之间可能存在信息重叠。因此，我们需要通过某种方法对多个自变量进行"降维"，即减少自变量的数量的同时又保留其中的关键信息。统计学中常用的降维方法包括主成分分析和因子分析。

（4）聚类分析。

"物以类聚，人以群分"，在统计学中表现为聚类分析。聚类分析用于揭示多个变量之间的关系远近，将相似的变量归为同一类别。常用的聚类分析方法包括系统聚类、快速聚类（K-Means 聚类）和两步聚类。

（5）ROC 曲线。

在诊断试验中，ROC 曲线是一种重要的统计工具，用于制定诊断界值。ROC 曲线通过绘制不同诊断界值下的灵敏度和特异度，帮助我们判断某个诊断指标的性能。ROC 曲线的制备可以基于数值变量或等级变量。曲线下面积（AUC）是衡量诊断指标性能的一个重要指标。

统计学是一门博大精深的工具科学，本章仅介绍了常规、主流和成熟的统计方法。对于对统计学感兴趣的读者，可以继续深入探索其他统计方法。